Ariel Casanova

Alimentación Adaptativa Natural

Casanova, Ariel
   Alimentación adaptativa natural / Ariel Casanova. - 2a ed . –
Villa Ventana : Ariel Casanova, 2022.
   174 p. ; 21 x 14 cm.

   ISBN 9798837289675

   1. Alimentacion Natural. 2. Cocina. 3. Estilo de Vida. I. Título.
   CDD 641.5

Si querés contactarte con el autor podés hacerlo a través de los siguientes medios:

Web: www.alimentacionnatural.com.ar
Instagram: www.instagram.com/arielcasanovaok/
Correo electrónico: alimentacionadaptativa@gmail.com

Agradecimientos

A Ana Clara por su apoyo constante, por impulsarme a mejorar todo el tiempo, por su amor y su paciencia.

A Teo, por su entusiasmo constante, su interés espontáneo en mis talleres y por enseñarme sobre mí mismo más cosas de las que esperaba.

A Marta, por cocinar todo lo que me gustaba cuando era chico.

Grasas trans, hidrogenados y margarinas
derivados de la soja
Grasa vacuna refinada
Colorantes
Conservantes
Edulcorantes sintéticos
Azúcar
JMAF
GMS

Carbohidratos
Proteínas
Grasas

Proteínas vegetales
Soja

Prólogo a la 2da. Edición

Luego de 4 años de la primera edición sentía que tenía que actualizar este libro. El concepto es básicamente el mismo: una alimentación natural que se adapte a cada persona y sus circunstancias. Pero mi formación se amplió mucho en estos años, y también mi experiencia, y me vi en la necesidad de eliminar algunos párrafos, corregir otros, y añadir unos más.

En estos cuatro años acepté que el azúcar, aún en pocas cantidades, produce daño cuando se consume regularmente. Acepté además, que emocionalmente el azúcar nos viene a rescatar más de una vez. Entonces, cuando hay salud y conciencia, de vez en cuando no es grave permitirse un poco de azúcar, pero consumirla con regularidad no es lo mejor.

También aprendí más acerca de la importancia de las grasas y las proteínas de origen animal y cómo han sido parte esencial del desarrollo y la salud de los humanos a lo largo de los siglos, aunque también terminé aceptando que hay personas (no he conocido muchas, pero las hay) que pueden mantener su salud y vitalidad a pesar de consumir muy poca cantidad de estos nutrientes.

Finalmente, podría decir que me especialicé en microbiota, un tema del que estoy constantemente aprendiendo y enseñando y encuentro en él la clave del 90% de los padecimientos y problemas de salud, siendo por tanto, un punto clave para lograr mejor calidad de vida.

Dejando de lado el aspecto "material" del alimento, también en estos años fui descubriendo la enorme capacidad de los procesos cognitivos y las emociones a la hora de lograr salud y vitalidad. Es un aspecto súper importante, incluso más que la alimentación, pero no independiente de ella: cuando tu nutrición es insuficiente, hay ciertos neurotransmisores y hormonas que no pueden producirse, y ciertas funciones que no pueden realizarse, haciendo muy dificultosa la tarea de sentirse bien.

Es por esto que *mens sana in corpore sano*: cultivar un mundo emocional equilibrado, mantener la mente limpia de pensamientos tóxicos y llevar una alimentación que aporte los nutrientes indispensables, permite gozar de una buena salud y calidad de vida.

Así que, vamos por ello.

Introducción

Las primeras palabras de cualquier texto son las más difíciles de elegir. Y más aún las primeras palabras de un libro. ¿De qué puedo empezar a escribir para obtener tu atención? ¿Cuál de todos los temas harían una mejor introducción al vasto universo de la alimentación? Si este libro está en tus manos es muy probable que estés buscando una nueva forma de alimentarte, porque la que llevás actualmente no te satisface.

Quizás no tengas ningún problema de salud, pero sentís que un cambio en tu alimentación es necesario para obtener mayor calidad de vida, energía o rendimiento. O tal vez estés atravesando malestares crónicos, o problemas de salud o sobrepeso y te das cuenta de que el cambio tiene que empezar desde vos y para vos. Sea cual sea el motivo es importante destacar **que en la historia de la humanidad, no siempre se comió como se come ahora.**

Hemos evolucionado mucho como sociedad, y también como especie. Y el tipo de alimentos que fuimos incorporando tuvieron mucho que ver con esto. Pero ahora estamos en un punto en el que parecería haberse dado una involución. La sociedad que hemos co-creado nos exige cada vez más tiempo para servirla, y nos deja cada vez menos tiempo para nosotros. Mantener esta inmensa maquinaria funcionando ha impuesto ciertas desventajas, a saber:

- Los miembros adultos de la familia trabajan la misma cantidad de horas, y generalmente en el mismo horario, dejando la casa vacía y haciendo más difícil la tarea de preparar los alimentos.

- Como consecuencia del punto anterior, la **primera infancia** ya no transcurre con mamá, si no con distintos cuidadores, desde la guardería maternal hasta papá o la abuela, pasando por la niñera. Esto hace que se produzca un corte temprano de la lactancia así como también la **adquisición de costumbres alimenticias poco recomendadas en la mayoría de los casos**.

- En los casos en que no es así, igualmente se hace difícil la preparación de los alimentos ya que

los años han ido extinguiendo tanto los conocimientos como las costumbres culinarias de tiempos pasados.

- Muchas de **las comidas ocurren en el horario e incluso en el lugar de trabajo**, haciéndote recurrir a comidas rápidas, de preparación industrial, o aun cuando sean de un servicio especializado, con ingredientes inadecuados.

- Los **niveles de stress** a los que normalmente te sometés, ya sea en el trabajo o en la vida diaria (embotellamientos, sobreinformación, problemas relacionales, etc.**) impactan negativamente** en tu sistema digestivo y funciones biológicas.

- El afán por aumentar **la rentabilidad en la industria alimenticia** nos deja como resultado una oferta grande en productos antinaturales o desnaturalizados, al tiempo que la disminuye la oferta de productos orgánicos y naturales.

Estos y otros puntos que seguramente se me escapan, entretejen un sistema de vida que no favorece para nada el normal funcionamiento de tu biología humana, empezando por el sistema digestivo.

Ahora, **¿cómo podés evitar esto sin volverte un ermitaño o un ser antisocial?** Aquí es en donde entra mi concepto de *Alimentación Adaptativa Natural*: la idea es que vos puedas desarrollar en tu vida cotidiana una forma de alimentarte que, ante todo, te provea de los **nutrientes que necesitás** para el normal desarrollo de tus **funciones biológicas**; en segundo lugar que se **adapte a tus gustos** y situaciones sociales, y finalmente, que sea lo más cercana posible a lo **natural**. Esto quiere decir que por más saludable que sea comer como lo hacían los hombres primitivos, probablemente tengas un deseo muy grande de comer cosas que te gustan y que requieren cierto refinamiento (por ejemplo, una torta de chocolate), o que tengas que **adaptarte a cuestiones sociales** como desayunar en familia o almorzar en el trabajo (algo impensable para un hombre del paleolítico), pero que puedas encontrar la forma de adaptar tus necesidades biológicas junto con las emocionales, a lo que te ofrece el medio que te rodea, **buscando siempre la forma más natural posible de alimentarte**.

Esto quiere decir: que puedas hacerte una torta de chocolate reemplazando la harina refinada con harina de coco, el azúcar por bananas maduras, el chocolate industrial por uno orgánico al 80%, los huevos de supermercado por huevos de campo, la margarina por mantequilla y finalmente, que no te la comas toda de una sentada, si no que la hagas para compartir con tus amigos y familia, te des el gusto y sigas adelante.

Creo que **no es sano ni natural vivir privándote de las cosas que te gustan**, pero también es muy importante saber poner el límite, reconectarse con el cuerpo para poder sentir en dónde está ese límite. Si te la pasás comiendo comida chatarra, probablemente todos tus sentidos estén saturados y tu relación con tu cuerpo no sea de lo más comunicativa, y esto hace que no sepas y no puedas darte cuenta qué es lo que verdaderamente te gusta y qué cosas estás comiendo sin realmente disfrutarlas. Es como el fumador, que en determinado momento del día descubre con asombro que ha fumado medio paquete de cigarrillos sin haberse dado cuenta.

Hecha esta introducción, vamos ahora sí, a meternos de lleno en el contenido de la Alimentación Adaptativa Natural.

Alimentación

El ser humano ha tenido la capacidad de adaptarse a las situaciones más variadas, evolucionando y mutando de acuerdo a las imposiciones de su entorno, cuando no lograba modificarlo.

Te soy sincero: no voy a aplicar un gran rigor científico para los párrafos que siguen. Es información obtenida de diferentes lecturas, recopilada en notas a lo largo del tiempo y que más o menos puede haber ocurrido así, y nos sirve a los fines didácticos para orientarte un poco hacia el punto al que quiero llegar. En general, todo lo que tiene que ver con la historia de la humanidad y la paleontología remontándose a miles de años se basa en teorías elaboradas a partir de cierta evidencia encontrada, pero constantemente se hacen nuevos descubrimientos que modifican en todo o en parte esas teorías. También hay intereses creados e información absolutamente incomprobable que pueden estar colándonos sin que nos demos cuenta.

Si nos basamos en la teoría evolutiva de Darwin y acaso descendemos de los monos (aunque yo no me lo creo), nuestros primeros alimentos han sido semillas y frutas. Qué aún lo siguen siendo para los primates. Imaginate qué diferencia desde allí hasta ahora.

Se sabe también que había un gran consumo de tubérculos, y que nuestro sistema digestivo era bien diferente. **Con la llegada de las glaciaciones, se dificultó mucho obtener vegetales, y parece que ahí fue que comenzamos a comer carnes**. Una vez que el hombre descubrió el fuego (algunas teorías ubican este evento en África en el 1.400.000 a. C., y otras un poco más cerca en el tiempo, 500.000 a. C. en Asia), la carne y otros alimentos se volvieron más fáciles de digerir y aparentemente entonces, **con la introducción de mayor cantidad y calidad aminoácidos, carbos y grasas, tuvo lugar el desarrollo de nuestro cerebro**, con ello la cultura y finalmente acá estamos. También se ha llegado a afirmar que el reducir la fuerza masticatoria, se desarrollaron menos los músculos y huesos del rostro, modificando el cráneo y permitiendo más espacio para el cerebro. Loco, ¿no?

En este sentido cabe poner especial atención a las dietas crudiveganas... **quizás por un tiempo, para hacer una depuración**, estén bien, pero ¿para toda la vida? No lo creo. Las etapas de desarrollo: infancia y adolescencia, así como la vejez, requieren de determinados ácidos grasos esenciales de cadena larga que son muy muy muy difíciles de obtener de fuentes vegetales exclusivamente. Nuestro cuerpo tiene la capacidad de convertir ácidos como el ALA de origen vegetal en DHA o EPA (más abundante en alimentos de origen animal) según los requerimientos fisiológicos, pero esta tasa de conversión es muy baja, y por lo tanto, inefectiva en etapas de desarrollo del cuerpo. También el acceso a los aminoácidos esenciales se da de forma mucho más eficiente en una dieta con productos de origen animal.

Aparentemente se han encontrado esqueletos del paleolítico de neandertales vegetarianos (1) (esto iría un poco en contra de uno de los presupuestos básicos de la dieta "paleo"), aunque no sabemos qué tan saludables eran o si acaso puede haber tanta certeza acerca de la alimentación por ver unos dientes fosilizados.

Por otro lado, no hay registro histórico **de grupos humanos que fueran estrictamente vegetarianos**.

Muchos cientos de años transcurrieron para que se domesticaran las especies (animales y vegetales) que consumimos hoy, desde las vacas hasta el arroz y **su composición nutricional y su calidad son muy distintas hoy respecto de antaño.**

Adaptación

Como todo en la historia de la humanidad, **la alimentación se fue adaptando** cada vez más a las necesidades, tanto biológicas como sociológicas; esto es, las cuestiones políticas y de comercio exterior que lentamente fueron tomando cada vez una mayor influencia en la forma en la que hoy comés. Con el "descubrimiento" de América (y poniéndolo entre comillas me desligo de toda discusión al respecto), la dieta Europea incorporó alimentos como el maíz, la papa o el cacao, al punto de volverse fundamentales pocos años después en estos países en donde nunca antes habían existido. Tal es así que alrededor de dos millones de irlandeses murieron a causa de una plaga que arruinó las cosechas de papa a mediados del siglo XIX. Por otro lado, América recibió cereales como el trigo yel arroz, cítricos, lentejas, y zanahorias entre otras cosas. ¿Te imaginás que hace 500 años apenas, en América no existía el pan? ¿Y el arroz? Bueno, en Inglaterra tampoco existía el pescado con papas, el tan tradicional *fish 'n' chips*.

Comparados con los miles de años que transcurrieron entre el uso del fuego y la llegada de los Europeos a América, 500 años es muy poco. Y sobre todo **en el último siglo es donde se desbarrancó la situación.**

Revolución industrial, jornadas laborales extenuantes, mujeres trabajando a la par de los hombres, disgregación de las familias, edificios de departamentos de dos ambientes, etc., han terminado de alguna manera con costumbres que no sólo eran eso, sino también, métodos y procesos que permitían la adecuada extracción de nutrientes de los alimentos.

La preparación del pan de masa madre, el yogur hecho en casa, el remojo de legumbres, por nombrar algunos ejemplos, lentamente han ido desapareciendo, dando lugar, gradualmente, a problemas como la celiaquía, el colon irritable o la anemia. Claro que no han sido sólo estos factores los que han producido éstas y otras complicaciones fisiológicas: a ello tenemos que sumarle el estrés, la producción hortícola con agrotóxicos, la industrialización de los alimentos, etc.

Algunos argumentan que, si la alimentación más antigua fuera tan sana, las personas hubieran vivido más años, cosa que no sucedía. Pero el hecho es que la mayor parte de las muertes jóvenes tenía que ver con enfermedades nuevas, guerras, infecciones, ataques de animales y un estilo de vida mucho más desgastante que incluía jornadas extenuantes de intenso trabajo físico que hoy se han reducido mucho. Tampoco estaba muy desarrollada la medicina para tratar problemas como una apendicitis, que hoy es una cirugía sencilla pero hace 100 años podía terminar con tu vida de manera muy rápida. Por otro lado, las enfermedades autoinmunes eran muy extrañas: infartos, hipercolesterolemia o ateroesclerosis no existían y el *stress* no era para nada un factor relevante para la salud.

Por supuesto que no apoyo la idea de que *todo tiempo pasado fue mejor*, al contrario. Creo que los avances tecnológicos que tenemos hoy permiten un gran desarrollo de la mente colectiva, todos estamos aprendiendo cosas que antes sólo unos pocos podían conocer. Entonces estoy convencido de que **si a todos los recursos económicos, tecnológicos y sociales que tenemos hoy, los combinamos con algunos conocimientos y costumbres más antiguos que nunca debieron ser dejados de lado, podemos encontrar un equilibrio para vivir más y mejores años**, siempre que no seamos víctimas de un accidente u otra fatalidad.

Naturaleza

Y acá es donde termino de definir mi concepto de ***Alimentación Adaptativa Natural***: alimentarse es un hecho, lo hemos estado haciendo desde la noche de los tiempos; la adaptación nos ha permitido sobrevivir a glaciaciones, sequías y plagas, al tiempo que nos ha permitido desarrollar técnicas como la cocción, el remojo o el fermentado para aprovechar al máximo los nutrientes y poder comer alimentos que de otra forma no lo serían; a un mismo tiempo, esa adaptación gradualmente nos ha llevado a una existencia poco saludable y poco feliz, que lentamente va minando nuestra calidad de vida. Por eso te invito a volver a lo **Natural**, retomando algunas técnicas o formas de preparar los alimentos, como también a reincorporar comidas que han sido dejadas de lado, y a realizar ciertas combinaciones (evitando otras) para tener una alimentación más biológica, orgánica, que se adapte a nuestra naturaleza. De esta forma **una alimentación que se adapte a tus posibilidades y sea lo más natural posible, seguramente te conducirá a resolver o disminuir gran parte de los problemas que hoy puedan estar aquejando a tu cuerpo.**

Alimentación y salud

Tu cuerpo enferma por un desbalance químico: aumenta o disminuye la cantidad de alguno de los miles de componentes. Por ejemplo, sube la grasa en sangre: hipercolesterolemia; aumenta la glucosa: diabetes; baja la tiroxina: hipotiroidismo; disminuye la hemoglobina: anemia; etc.

Otra causa de enfermedades son las bacterias: si bien tenemos una **microbiota** que incluye millones de ellas, cuando éstas están en desequilibrio, pueden producirse infecciones: generalmente esto se debe a un desequilibrio previo en los nutrientes o en las emociones (stress).

También podemos responsabilizar de las enfermedades a los virus, aunque nuevas teorías están tratando de explicar su presencia no como fuente sino como producto de la enfermedad.

También recientemente se descubrió que el cuerpo cuenta con un **viroma**, un conjunto de virus que puede incluir desde la hepatitis hasta el herpes, sin que presentes ninguno de sus síntomas, y hasta se descubrió que hay virus bacteriófagos que promueven nuestra salud.

Estos desequilibrios químicos responden entonces a dos causas principales: no te estás alimentando adecuadamente o estás padeciendo mucho stress.

Si tu ingesta de alimentos ricos en hierro es baja, podés tener anemia. Pero aún con una ingesta adecuada, si no consumís suficiente vitamina C, la fijación del hierro será difícil y si además consumís alimentos muy ricos en ácido fítico, el hierro no será absorbido.

Por otro lado, vivir situaciones de stress intenso con frecuencia, requiere una gran cantidad de vitamina C, así que aunque consumas hierro y vitamina C y no consumas ácido fítico, si tenés un trabajo que no te gusta, y para llegar a ese trabajo tenés que atravesar toda una ciudad vuelta un caos por el tránsito, etc., la vitamina C que consumiste de los alimentos será utilizada para amortiguar el cortisol y no estará disponible para el sistema inmunitario.

Ahora viene la cuestión sustancial: ¿qué es más fácil? ¿Controlar tus emociones o controlar tus alimentos? Mientras lo primero puede llevarte años de terapia, yoga, o la práctica que prefieras, lo segundo requiere sólo un poquito de fuerza de voluntad y organización. Ya que la enfermedad es producto de interrumpir el equilibrio químico en tu cuerpo y esto ocurre por dos factores y hay uno más fácil de controlar que el otro, me parece lo más acertado hacerse cargo del primero y después ves cómo lidiar con el segundo. **De cómo tener un mayor control de tus comidas es de lo que va este libro.**

Enfermedades ¿crónicas o agudas?

Estos desequilibrios que experimenta tu cuerpo comúnmente llamados enfermedades, pueden ser crónicos o agudos, ya sea que se desarrollen y empeoren en un período largo de tiempo o aparezcan súbitamente y se manifiesten con mayor intensidad. Entre las primeras podemos encontrar desde hipercolesterolemia hasta diabetes, mientras en al segundo grupo pueden pertenecer desde un resfrío hasta una neumonía. Lo que sucede comúnmente con las enfermedades agudas es que si bien se manifiestan de golpe, se fueron gestando lentamente y sin que nos diéramos cuenta, todas las condiciones necesarias para que esa enfermedad aparezca.

Convivimos a diario con millones de gérmenes, virus y bacterias. Imaginate el picaporte de la puerta de un comercio muy concurrido, o el dinero, o las agarraderas de los colectivos. ¿Cuántas personas los han tocado luego de haber tosido, estornudado o sabe Dios qué cosa? Y vos vas y tocas eso, luego te llevas la mano a la boca para disimular un bostezo, o te encontrás con un amigo y lo saludás chocando los cinco... en fin, la forma en que los microorganismos patógenos viajan por todo el mundo es fantástica y nunca somos conscientes de ello. El otro día me sorprendí a mí mismo mientras arreglaba una pérgola, sosteniendo en mi boca tres clavos largos que acababa de comprar en la ferretería... es algo tan común, y generalmente tan inocuo que cuesta creer que pueda hacernos daño. Y de hecho, es muy difícil probar que eso pueda hacernos daño.

Es que para que la "enfermedad" se manifieste en tu cuerpo, es necesario que tus defensas estén bajas. Y más allá de los factores emocionales, hace falta un desequilibrio químico que viene dado por una alimentación inadecuada.

Entonces, por ejemplo, venís de una semana de 1) mucho stress, 2) mala comida, 3) cambios bruscos de temperatura... y caés con un resfrío. Quizás si alguno de esos tres factores no hubiera estado presente, no te hubieras resfriado. ¿Adiviná cuál es más fácil de controlar?

En el caso de las enfermedades crónicas lo que se da es una condición constante de alimentación inadecuada. Tus niveles de colesterol, presión arterial o índice glucémico, no se desequilibran por un atracón de fin de semana.

Se trata **de un persistente maltrato a tu química corpora**l. Se trata de vos comiendo todos los días (y muchas veces sin saberlo) grasas trans, aceites hidrogenados, exceso de azúcar, exceso de gluten, cloruro de sodio, glutamato monosódico, falta de nutrientes adecuados y podemos sumarle a esto fármacos, tabaquismo y sedentarismo.

Las enfermedades crónicas no aparecen de un día para el otro, sino que son el resultado de una sumatoria, como la gota de agua que horada la piedra.

Muchas veces las personas se lamentan por la mala suerte o la desgracia de descubrir, con asombro, un problema de salud. Pero no se trata de mala suerte, sino de decisiones equivocadas o no pensadas.

Otras veces se culpa a la mala genética, pero nuevamente, son las decisiones. Los recientes avances en el estudio de la epigenética han demostrado que aún cuando portes la información de alguna enfermedad en tu ADN, no necesariamente tenés que padecerla: podés evitarla o silenciarla o minimizar tu impacto si generás para tus células un entorno más saludable a partir de hábitos y alimentación.

Sobrepeso y obesidad

Probablemente no seas consciente de que **la obesidad o el sobrepeso son problemas de salud**. En general, nos han acostumbrado a ver sólo la cuestión *estética* del asunto. Nadie quiere verse mal, a nadie le gusta tener kilos de más y los medios te lo hacen saber constantemente utilizando modelos de personas delgadas, con cuerpos torneados para vender sus productos, desde un automóvil hasta un insecticida.

Y también es muy probable que estés buscando un cambio de alimentación debido a este problema. Sabés que **para bajar de peso hay que comer distinto**. Generalmente "hacer dieta". Y es el principal tópico de busca de los clientes que me contactan. Muchos me piden una dieta para bajar de peso, o me preguntan qué pueden comer para adelgazar.

Más allá de los desórdenes hormonales que pueda haber en tu sistema endócrino, hay algo que me parece **fundamental que sepas: la relación entre comida y emociones**. El primer alimento que probamos como humanos es la leche materna, que es extremadamente grasosa y dulce (sí, es muy rica en colesterol). A partir de ese momento, **cualquier situación que te genere stress,** miedo, angustia y sentimientos similares, **va a hacer que tu cerebro te pida algo dulce y grasoso** para sentir protección y contención. Es así, lo mires por donde lo mires.

Está claro que ya no sos un bebé, y que a nivel racional **podés darte cuenta de que comerte cuarto kilo de helado no va a solucionar tus problemas**, pero tu cerebro reptiliano, la base que tenemos en común con los reptiles y que se encarga entre otras cosas del instinto de supervivencia, **te hace buscar una pronta respuesta** (comida dulce/grasosa asociada a sentimiento de seguridad), y el *nucleus accumbens*, conocido como centro de recompensa, va a querer que lo repitas porque te hace sentir bien, aunque sea de momento.

Lo que sucede con **la repetición de este hábito**, es que **crea una conexión neuronal** (sinapsis) que se hace **cada vez más fuerte** y difícil de romper, por lo que la mayoría de las veces no es posible "dejar el hábito" y tenés que generar uno nuevo que lo reemplace.

Además de esta relación con base en tu cerebro sobre cómo elegís los alimentos, tenemos la gran influencia de nuestros habitantes internos. Así como en las películas de ficción de los ochenta un "huésped" podía cambiar sus comportamientos a raíz del parásito que habitaba en él, **en tu intestino viven millones de bacterias**, de las cuales algunas toman cierto control. Aquéllas que se alimentan de azúcares (provenientes tanto del azúcar en sí como de otros carbohidratos), **van a enviar receptores químicos a tu cerebro** a través del torrente sanguíneo **ordenando más de esa comida**. Así es como las personas golosas son cada vez más golosas, los alcohólicos más alcohólicos, los cafeinómanos más cafeinómanos, y un largo etcétera. El cambio se hace notable cuando comenzás un proceso depurativo: los primeros días se hacen insoportables, pero **pasada una determinada barrera, tu cuerpo se acostumbra al cambio y deja de necesitar eso que tanto te pedía antes**. Aunque si no pasó suficiente tiempo, basta una pequeña porción para reactivar el deseo y volver al deseo irrefrenable.

Entonces, es fundamental que **no sientas culpa cada vez que comés**. Muchas veces lo hacés de forma inconsciente y por un impulso biológico que se ha establecido y se repite de forma mecánica. Otras veces, porque la química de tu cuerpo lo requiere y eso es muy difícil de controlar. Entendido esto, **podés utilizar este libro como ayuda para reestructurar tus comidas, reemplazar la comida chatarra por comida de verdad, volverte consciente de lo que**

estás comiendo y por qué lo estás haciendo y de esta manera, en forma gradual, recuperar el equilibrio perdido: ya sea reducir tu peso hasta llegar al que tu cuerpo debería tener en su estado natural, mejorar tu perfil lipídico, la presión arterial o lo que fuera que esté funcionando mal.

Finalmente, otros factores incidentes a la hora de subir o bajar de peso pueden ser problemas de orden genético, o también cambios producidos por ingredientes como el glutamato monosódico (presente en muchísimos alimentos industrializados y que te desconecta de la sensación de saciedad) o fármacos como los antidepresivos o las pastillas anticonceptivas. Esto puede hacer que tu sistema endócrino modifique la tasa metabólica, haciendo que asimiles todo lo que comés y no puedas bajar de peso aunque comas como un pajarito. Esto es un poco más difícil de hacer, pero también puede regularse desde la alimentación, y obviamente, dejando los fármacos responsables, por supuesto siempre bajo supervisión médica.

No se trata de hacer "dieta", sino de reaprender a comer, eligiendo cuidadosamente tus alimentos e incorporando hábitos de vida saludable, siendo fundamental el ejercicio físico.

Lo que sucede normalmente con las "dietas" o "regímenes de adelgazamiento" es que suelen ser efectivos a corto plazo, pero en cuanto los dejás, te encontrás a la vuelta de la esquina con todos los kilos que habías perdido, y con sus amigos: ¡Los kilos del efecto rebote! Esto sucede porque **las dietas no son formas naturales de comer**, y producen un **desbalance tanto a nivel físico como emocional**. Generalmente exigen que comas menos de lo que querés, que te prives de las cosas que más te gustan y que las reemplaces con cosas magras e insípidas, de texturas poco amigables (como los discos de arroz inflado) y que dan poca satisfacción tanto a tu paladar como a tu cerebro. Esto además va a generar otra reacción en el sistema reptiliano relacionada a tu supervivencia: **como estás ingiriendo menos comida de la que necesitás, tu cerebro lo interpreta como estado de emergencia y escasez, modificando la química corporal y reduciendo la tasa metabólica**. Tu cerebro cree que a partir de ahora habrá menos comida, entonces, deberá gastar menos reservas, es decir, quemar menos grasas. Es por esto que al principio de las dietas bajás más kilos, y con los días, aún cuando te mantengas firme en las comidas pautadas, la baja es cada vez menor.

Lo que yo te propongo es completamente diferente: la idea es que puedas comer un montón de cosas que te gusten, que te sacien y que te nutran, en cantidades no restringidas más que por tu capacidad metabólica. Con la única condición de que seas vos quien prepare estos alimentos (o alguien en tu casa) eligiendo los ingredientes con mucha atención y cuidado, y haciendo los correspondientes experimentos en la cocina.

¿No te gusta cocinar? Bueno, habrá preparaciones más sencillas, que requieren menos tiempo y dedicación, pero no tan deliciosas. Nadie dijo que sería fácil. **Pero si querés un cambio que dure para toda la vida, ya sabés lo que dicen: al que quiere celeste, que le cueste.** Aunque no tanto.

Eliminando lo que te hace mal

Antes de introducir en tu alimentación diaria alimentos que te hagan bien, **es de crucial importancia eliminar aquello que te hace mal**.

¿A qué me refiero con esto? Quizás no te des cuenta y pensás que comés sanito. Nada de aceite ni frituras, nada de carnes rojas, todos productos light o bajos en calorías y todavía no lográs estar a gusto en tu cuerpo. **¿Qué estás haciendo mal?** Bueno, a continuación vamos a ver un listado de los principales **ingredientes de la comida industrializada que producen daño a corto, mediano y largo plazo**.

- **Grasas trans, hidrogenados y margarinas**
- **Derivados de la soja**
- **Grasa vacuna refinada**
- **Colorantes**
- **Conservantes**
- **Edulcorantes sintéticos**
- **Azúcar**
- **JMAF**
- **GMS**

Grasas trans aceites hidrogenados y margarinas.

Si bien se trata de grasas de origen vegetal, su composición molecular dista mucho de ser como la de las que se encuentran normalmente en la naturaleza. Esta complejidad hace que sea **muy difícil, por no decir imposible, asimilarlas**. Cuando tu sistema digestivo se encuentra con cadenas que reconoce desde hace miles de años, como las grasas monoinsaturadas, poliinsaturadas o saturadas, dispone de los mecanismos necesarios para desarmarlas y asimilarlas. Ahora, cuando se encuentra con un gran conglomerado de carbono e hidrógeno, sin enlaces dobles, muy oxidado, lo que va a hacer es alejarlo de los puntos neurálgicos: corazón y cerebro, y **acumularlo en el tejido adiposo** en el mejor de los casos. Pero para transportarlo, debe viajar por todo tu torrente sanguíneo, y la sangre se va volviendo cada vez más densa y grasosa, y cuando a esto le sumás las arterias dañadas, entonces tenemos los riesgos de ACV y ateroesclerosis.

¿En dónde se encuentran estos productos? Prácticamente en todas las masas, panificados, galletitas y bizcochos de fabricación industrial y semi-artesanal (la gran mayoría de las panaderías utilizan margarina). También tenés los aceites en aerosol que se utilizan en muchos hogares para cocinar "con pocas grasas". Una cucharada de grasa animal o mantequilla es 100 veces preferible frente a un disparo con ese rociador.

Derivados de la soja

La soja utilizada en la industria es transgénica, y en su cultivo se utiliza el glifosato, un pesticida de alto poder residual que puede afectar a tu sistema endócrino, nervioso y digestivo. Más adelante en el libro te comento algunas cosas más sobre la soja.

Grasa vacuna refinada

Se utiliza mucho en la elaboración de galletitas y bizcochos y **se produce con las sobras de los frigoríficos**. Es, al igual que la margarina y el aceite vegetal hidrogenado, una forma más rentable para la industria de reemplazar a la manteca (mantequilla). Si observás, muchas de las galletitas realizadas con esta grasa tienen además "esencia de manteca". Si bien se procesa para lograr condiciones de salubridad (no vas a intoxicarte comiendo esto a pesar de que esté hecho con las peores sobras del frigorífico), es algo que con seguridad no comerías si vieras cómo se produce. Por supuesto que también tiene una composición molecular compleja debido a su alto nivel de saturación, que afecta a la función hepática, y también se texturiza con hidrógeno.

Colorantes

No todos, pero muchos de ellos tienen probados efectos sobre el sistema nervioso, al punto de ser causantes de síndrome de hiperactividad y desorden atencional, conclusión a la que se llegó en un estudio llevado adelante por la Universidad de Southampton, Inglaterra y supervisado por la FSA (Food Standard Agency)(3)

Conservantes

Algunos son inocuos, pero pensá que si un alimento debe incluir un químico para prolongar su duración en el tiempo, es que naturalmente no debería durar tanto, y si bien no entra en estado de descomposición, gran parte de sus propiedades se pierden de todos modos. Por ejemplo, se degradan sus vitaminas, no dispone de enzimas, y probablemente se oxiden sus ácidos grasos.

Edulcorantes sintéticos

El principal problema de los edulcorantes acalóricos como el aspartame, acelsufame, sacarina, y cualquier otro que puedas encontrar en los **productos *light* o de *bajas calorías*,** no es precisamente su cada vez más probada relación con el cáncer (aunque las pruebas no son del todo concluyentes) si no su **capacidad para**

confundir a tu cerebro. Cuando tus papilas gustativas detectan el sabor dulce y le comunican al cerebro que llegará azúcar al torrente sanguíneo; éste ordena al páncreas liberar insulina y luego el azúcar no llega..., el cerebro se queda confundido y te vuelve a pedir azúcar, ya que es junto con el oxígeno, el combustible de su funcionamiento. Esto hace que entres en un círculo vicioso de dame-más-azúcar-te-prometo-pero-no-te-doy. Entonces comer este tipo de productos en una dieta para bajar de peso termina siendo contraproducente porque **al final del día consumiste una gran cantidad de productos bajos en azúcar pero con un montón carbohidratos y de otros ingredientes** que nombro en este listado. Hay un estudio sobre ratas en el que se pudo demostrar que **la ingesta continuada de aspartame produce daño en el hígado** y pérdida de glutatión, un antioxidante intracelular fundamental para todas las funciones biológicas (4). Además, daña y altera el correcto funcionamiento de la microbiota intestinal.

Azúcar

Bebidas como la famosa cola azucarada tienen grandes cantidades de azúcar (casi 80grs en un litro) que afectan a tus intestinos, a tu sistema nervioso y hasta a tu estado de ánimo. Pero otras veces no es tan evidente como en la gaseosa:

alimentos supuestamente saludables como el yogur, también tienen grandes cantidades de azúcar. Tené en cuenta que la cantidad diaria de azúcar recomendada por la OMS es de 25grs en un adulto, y que hay yogures que tienen esa cantidad en un solo pote. ¿Es un veneno el azúcar? Depende de la dosis, y de la regularidad.

JMAF

El **jarabe de maíz de alta fructosa**, también conocido como jarabe de maíz o JMAF, es el resultado de someter la glucosa (obtenida del almidón de maíz) a un proceso enzimático para lograr un sabor mucho más dulce (2.3 veces más que la glucosa).

Pero no sólo es más dulce, sino que conserva mucho mejor la humedad, entonces se ha vuelto indispensable en la producción industrial de productos horneados, ya que permite su conservación durante un tiempo mayor.

Su solubilidad, por otro lado, da por resultado productos más uniformes y apetecibles, y permite controlar también el punto de congelación.

El problema es que en los últimos años se ha descubierto la **estrecha relación entre el consumo de JMAF y el hígado graso**, que con mucha facilidad puede llevar a la cirrosis o la insuficiencia hepática.

El daño se causa por contaminación de la sangre por vía intestinal: el JMAF daña fuertemente la barrera epitelial que protege al intestino de las toxinas bacterianas.

¿Esto por qué? Porque la fructosa es metabolizada en el intestino por la enzima fructoquinasa, y a mayor producción de ésta, más se daña el epitelio. Entonces las endotoxinas pasen a la sangre, y el hígado tiene que procesarlas, aumentando la producción de citoquinas inflamatorias.

GMS

Obtenido del ácido glutámico (un aminoácido presente en las algas), este resaltador del **sabor es muy adictivo y está presente en la mayoría de los snacks, caldos, sopas, etc**. Por eso cuando abrís un paquete **no podés parar de comer** hasta terminarlo (¿recordás lo que te conté de las conexiones neuronales?). Esa es la principal causa por la que sugiero evitarlo: te hace entrar en un círculo vicioso del que es muy difícil salir, sobre todo si sos un niño. Durante los años 70's se llegó a establecer el término "enfermedad del restaurante chino" para el conjunto de síntomas de las personas que comíanregularmente en estos lugares en los que el GMS se utiliza muchísimo y que incluían migrañas, calambres musculares y problemas digestivos; y si bien nunca estuvo del todo probada la relación entre el producto y los síntomas, **es suficiente para evitarlo el hecho de saber que te hace comer más aún cuando no tengas hambre**. Estudios más recientes han encontrado **daño neuronal** en células de roedores expuestos al GMS (5), y un **aumento en ese daño cuando el glutamato es combinado con Acelsufame**, un edulcorante sintético. (6) Además, otro estudio sobre la población rural en Tailandia relacionó la ingesta de GMS con síndrome metabólico y sobrepeso. (7)

Habiendo hecho este recorrido por todos los "ingredientes nocivos de la comida industrializada" te dejo una **Tarea para el Hogar**: revisá todas las etiquetas de todos los productos que hay en tu casa, para ver con cuántos de ellos te encontrás. Algunos como el azúcar no son terribles en cantidades moderadas; otros como el GMS, JMAF o los colorantes sintéticos, son para evitar con **mucha atención, en especial en los alimentos que les das a tus hijos**.

Macronutrientes

Carbohidratos

Son la reserva energética de las plantas y animales, es decir, que recurrís a ellos para producir energía que utilizás en las funciones diarias que tiene que hacer tu cuerpo.

Todo carbohidrato se convierte dentro de tu cuerpo en glucosa. Y esa glucosa es utilizada como combustible, como energía, por la mitocondria de las células, para muchísimas funciones. El excedente, la glucosa no utilizada, se almacenará en tu sangre forma de triglicéridos (sí, los trigilicéridos altos son por exceso de carbos, no de grasas) o en tu cuerpo, aumentando el tejido adiposo.

¿En dónde encontrás carbohidratos?

- Cereales (no me refiero sólo a los cereales para el desayuno, sino al trigo, arroz, avena, cebada, centeno, mijo, etc. Y sus derivados, las harinas)
- Legumbres
- Frutas

- Verduras
- Tubérculos
- Frutos secos
- Lácteos (además de grasa y proteína, tienen un azúcar llamado lactosa)

Los hay "complejos", es decir, con estructuras más largas (oligosacáridos y polisacáridos) y generalmente acompañados por fibra y de este modo, su absorción será más lenta, reduciendo el impacto en tu metabolismo; y los hay más simples (monosacáridos y disacáridos) que van directamente a parar a tu sangre, elevando el índice glucémico.

En ambos casos, los azúcares compuestos (oligo, poli y disacáridos) se convierten en monosacáridos (glucosa, galactosa, fructosa y manosa) para ser utilizados o acumulados en tu cuerpo.

Desde la segunda mitad del siglo XX, hemos asistido a un gran aumento de la cantidad de carbohidratos en la alimentación diaria, combinado con un aumento también en el sedentarismo de la población. Si bien tu bisabuela en la campiña italiana comía pan y pasta, también pasaba mucho tiempo trabajando con su cuerpo, ya sea pastoreando, labrando la tierra, moviendo cosas pesadas. Además, junto con el pan y la pasta comía hortalizas, queso de cabra, olivas, huevos y pescado, con una alimentación muchísimo más balanceada de la que existe hoy en día.

Entonces, ¿más carbos o menos carbos? Depende.

Frente a enfermedades metabólicas como obesidad, diabetes o cáncer, lo ideal es quitarlos para empezar a utilizar la grasa como combustible. De esta manera en el caso de la obesidad reducís la grasa corporal, en el caso de la diabetes reducís el azúcar en sangre, y en el caso del cáncer, cortas la principal vía de alimentación de las células cancerígenas. Muchos estudios han demostrado una gran efectividad en las dietas low-carb para tratar estos problemas de salud. Claro que estos procesos deben ser profundamente estudiados antes de encararlos, e introducirse de forma gradual para no generar desequilibrios ni ansiedad.

Esto supone un estrés para el cuerpo, ya que las vías de obtención de energía serán más trabajosas (gluconeogénesis y cetosis) y por otro lado, las dietas bajas en carbohidratos presentan mayor dificultad para convertir el triptófano en serotonina, impactando negativamente en los picos de estrés; por lo tanto (a riesgo de equivocarme), estimo que quitarlos no sería lo más recomendable para personas sanas, aunque sí reducirlos.

En todos los casos lo mejor es elegir carbohidratos ricos en fibra (frutas, verduras, cereales integrales) y no excederse con ellos (no introducir más energía de la que vas a gastar) y sobre todo atender al ciclo circadiano: en la noche producimos menos insulina, por lo tanto no se absorben de la misma manera y es preferible que la dosis de carbohidratos esté concentrada en la primera mitad del día, y en personas sanas, permitirse consumir un poco más los días de mayor actividad física.

Proteínas

Se trata de moléculas compuestas por cadenas largas de aminoácidos que le dan estructura a la membrana celular, además de tener funciones como reguladoras y transportadoras, y ser materia prima para la producción de tejidos, hormonas, enzimas y células del sistema inmunitario.

Hay 20 aminoácidos capaces de formar proteínas, y de ellos hay 8 esenciales, es decir, que tu cuerpo no puede producirlos y debés tomarlos del exterior.

Las proteínas de origen vegetal, se conforman de manera diferente a las de origen animal: utilizan diferentes cadenas de aminoácidos. Es por esto que si tenemos una dieta estrictamente vegetariana, hay determinados aminoácidos esenciales de los que vamos a estar en carencia, como la lisina o la metionina. Están presentes en el reino vegetal, pero en cantidades muy bajas, por lo que se requiere un gran volumen de comida para alcanzar los mismos niveles de aminoácidos que se alcanzan comiendo huevos o carnes.

Este volumen se traduce también en una gran cantidad de fibra y carbohidratos, y no todos los sistemas digestivos y microbiotas están preparados para esa cantidad de fibra, y el exceso de carbohidratos puede traducirse en un aumento de glucosa en sangre o de tejido adiposo o triglicéridos.

En su función plástica (de formación de tejidos) tienen fundamental importancia en el desarrollo y mantenimiento del músculo, ya que, si no hay suficiente proteína, el músculo se va desgastando y atrofiando, con un doble efecto: reducción de la función metabólica corporal, y reducción de la función de sostén para el esqueleto, aumentando la carga sobre los huesos y propiciando también su deterioro en adultos mayores.

A medida que la edad avanza, para mantener el balance de nitrógeno en el cuerpo se requiere mayor consumo de proteína (22, 24), además de que ésta contribuye a mejor absorción del calcio por parte del tejido óseo (23). Por eso es muy común ver que los ancianos a la par que pierden fuerza, tienen altos riesgos de fracturas.

¿Cuánta proteína es necesaria?

Las recomendaciones tradicionales nos hablan de 0,8 grs de proteína por kg de peso, es decir, una persona de 60kg, debe consumir 48grs de proteína completa (es decir, que contenga los 8 aminoácidos esenciales).

Estudios más recientes (25) nos indican que ese número permite "sobrevivir" pero para estar en óptimas condiciones de salud, el rango debe estar entre 1 y 1,5 gramos por kilo de peso dependiendo de su edad, actividad física, estilo de vida, etc..

(para la misma persona del ejemplo, entre 60 y 90 grs de proteína diaria).

Otros estudios confirman el mínimo de 1,1 para mujeres embarazadas y dando de lactar y también para adultos mayores.

Podés buscar en Internet alguna tabla de referencia, pero para que tengas una idea, 100 gramos de pechuga de pollo contienen aproximadamente 30 grs de proteína, mientras que 100 grs de quinua cocida contienen alrededor de 5 grs. Es decir que **tendrías que comer más demedio kilo de quinua para obtener la misma cantidad de proteína que en una pequeña porción de pollo**. Es por esto que las proteínas de origen animal son mucho más eficientes que las de origen vegetal.

Grasas

Propiamente "lípidos", son aquéllas moléculas esenciales para el metabolismo que presentan dos características: no son solubles en agua y son fuente de energía. Entre ellas encontramos a los ácidos grasos y a los glicéridos (mono, di y triglicéridos).

Comúnmente llamamos "grasas" a aquellos lípidos que permanecen sólidos a temperatura ambiente, y "aceites" a aquéllos que permanecen líquidos, pero a los fines prácticos me referiré a todos como "grasas".

Las grasas son un nutriente esencial para la producción de hormonas, transportar y absorber vitaminas, crear tejido adiposo, membrana celular y mielina, y además aíslan térmica y mecánicamente nuestros órganos. En este sentido, todas las grasas son importantes, insaturadas y saturadas, por eso es un gran error evitar estas últimas como si fueran causantes de algún daño.

Consumir las grasas presentes en los huevos, carnes de cualquier animal, lácteos de calidad y también aceites de origen vegetal de primera presión en frío (extra vírgenes) es de fundamental importancia para todas las funciones mencionadas.

En una persona no sedentaria, con un metabolismo sano, no hay riesgos cardíacos ni posibilidad de engordar por el sólo hecho de consumir estas grasas de un modo razonable.

Ácidos Grasos EPA y DHA

Se trata de ácidos grasos omega 3 de cadena larga presentes en la leche materna, el huevo, el pescado, las carnes de pastura y en menor medida las algas marinas, en la chlorella y en la spirulina. Son esenciales para evitar infartos, reducir inflamaciones, regenerar el cerebro y desarrollar la visión, sobre todo en los **niños y adolescentes** y es por eso que **una dieta estrictamente vegetariana**, insisto, **no es recomendada para estos grupos** de edad. Los adultos tienen requerimientos menores por no encontrarse en etapa de desarrollo, pero igualmente es importante su consumo.

En el caso de los niños, como estas grasas pueden durar hasta 3 años dentro del cuerpo y el requerimiento diario es muy bajo, una lactancia prolongada es fundamental ya que la leche materna tiene gran cantidad de EPA y DHA. Pero **a partir de los 5 o 6 años, cuando la reserva se agota, es importante incorporar estas grasas**, siendo los huevos de campo una de las formas más amigables. Las fuentes vegetales de omega 3 en su versión simple (ALA) tienen una tasa de conversión muy baja en DHA y EPA dentro de tu cuerpo. En el caso de los niños, es muy difícil lograr que consuman una cantidad regular de semillas de chía o lino, o comprimidos de spirulina, y aún así no tendríamos certeza acerca de su porcentaje de conversión.

Por eso vuelvo a insistir en la eficacia de los alimentos de origen animal frente a los de origen vegetal en la provisión de macronutrientes. Es probable que un adulto ya desarrollado pueda llevar una dieta ovo-lacto-vegetariana manteniendo su salud, siempre que esté muy atento y quizás suplementando, pero en el caso de niños y adolescentes, me parece muy arriesgado ese tipo de alimentación teniendo en cuenta que las bases de la salud se sientan en esas etapas de la vida.

Vegetarianismo

Estoy cada vez más convencido de que **las etiquetas son demasiado condicionantes como para andar llevándolas**. Prefiero decir que alguien sigue una dieta vegetariana, a etiquetarlo como "vegetariano".

Claro que algunas personas eligen etiquetarse, por un sentido de pertenencia o para poder transmitir un mensaje, pero creo que la ideología no debería intervenir con la biología. ¿Por qué? Porque cada vez que el hombre ha tratado de controlar los instintos desde la moral, los resultados han sido bastante negativos. Desde la prohibición y demonización de la sexualidad hasta la limitación sobre ciertos alimentos por parte de las religiones, la represión de los impulsos genera desconexión con la naturaleza, limitando el desarrollo espiritual por medio del control social.

Si hablamos de **ovo-lacto-vegetarianismo**, podemos encontrarnos con una dieta variada que incluya todos los **nutrientes esenciales**, aunque **con algunas limitaciones**: tal como te conté en el apartado de los macronutrientes, la relación entre proteínas de origen vegetal y animal es de 5 a 1.

Esto quiere decir que **para alcanzar los mismos niveles de proteína**, necesitás consumir mucho **más volumen de comida**: por lo tanto mucho más fibra y más carbohidratos, lo cual a largo plazo puede tener un impacto negativo en tu salud.

También hay micronutrientes como **el hierro o la vitamina A** que son diferentes en sus fuentes vegetales y animales (de mucho mejor absorción en el segundo caso). Por lo tanto, una dieta ovo-lacto-vegetariana **puede necesitar suplementación** y no ser indicada para todas las personas ni en todas las etapas de la vida. Dejame compartirte mi experiencia personal al respecto:

Mantuve una **alimentación sin carnes** de ningún animal durante casi 10 años, y el resultado fue **pérdida de grasa y masa muscular** (llegué a pesar 62,5 kg con una altura de 1,80mts), y una glucosa elevada, aunque el resto de mis analíticas estaban dentro de los parámetros normales (pero no óptimos). No experimentaba fatiga ni falta de concentración, pero estaba muy delgado.

Ante la imposibilidad de ganar peso con esa alimentación (en parte debido a mi metabolismo), decidí volver a comer carnes, logrando una pronta recuperación y para mi sorpresa, mayor vitalidad, cambios del estado de ánimo y reducción de la glucosa basal.

De todo lo que he estudiado, observado y experimentado, **mi conclusión es que una dieta estrictamente vegetariana** (la que siguen quienes adhieren al veganismo) **no incluye todos los nutrientes** que el cuerpo humano necesita para gozar de buena salud. Asumo que mi conocimiento es limitado y **puedo equivocarme**. En cambio una dieta ovo-lacto-vegetariana, puede ser suficiente durante algunos períodos o para determinadas personas, pero no creo que pueda aplicarse a todos por igual.

Encontes, la respuesta sólo la tenés vos:

¿Cómo te sentís con la alimentación que llevás?

La Soja

No voy a extenderme mucho sobre este tema, pero quiero dejar en claro algunas cosas:

1) La soja **es la legumbre que mayor cantidad de proteína tiene**, (36 grs cada 100 de porotos crudos)
2) El **valor biológico** (que depende de la cantidad de aminoácidos esenciales) **es alto**: 91 (contra 93 de la carne, por ejemplo, o 76 de las lentejas).
3) La **gran cantidad de ácido fítico** hace que si no es fermentada por largos períodos, **impida la absorción de minerales** tan importantes como el hierro y el calcio.
4) La complejidad de sus azúcares hace que sea muy **difícil su digestión**.
5) La alta cantidad de fitoestrógenos hace que altere los ciclos hormonales (sobre todo en los niños que están desarrollándose).
6) Cerca del 90% de la soja disponible en el mercado es de **origen transgénico y cultivada con glifosato**, con la consecuente contaminación del suelo y los efectos nocivos para salud de las personas que trabajan en sus cultivos y viven en sus alrededores por el mal manejo que se hace.

Entonces...si bien tiene un alto grado de proteínas, y compuestas por casi todos los aminoácidos esenciales, éstas no están disponibles con facilidad, porque los azúcares al igual que las grasas dificultan su descomposición, y la soja tiene muchos azúcares complejos, sólo anulables por su fermentación prolongada. Esta misma fermentación es la que neutraliza el ácido fítico, responsable de la inhibición de absorción de un sinfín de minerales. **Esta fermentación no existe en ninguno de los productos que puedas comprar en un supermercado o en la mayoría de las tiendas naturistas**, aún cuando se trate de productos de origen orgánico.

La única forma de consumir soja y que realmente produzca efectos beneficiosos en tu organismo es por medio de fermentados:

- **Tempeh**, una especie de *carne vegetal* muy popular en los países asiáticos y que se obtiene a partir de la proliferación de un hongo sobre una masa hecha con soja;
- **Natto**, una pasta a base de porotos de soja fermentados e inoculados con otro hongo;
- **Shoyu**, la tradicional salsa de soja japonesa (no la que venden en los supermercados, que generalmente contiene glutamato monosódico, colorantes, conservantes, etc.);
- **Miso**, la pasta residual de la producción de shoyu, que para ser realmente bueno **no debe haber sido pasteurizado**, ya que

ese proceso mata a todas las bacterias tan beneficiosas que se desarrollaron durante la fermentación.

Todas las demás formas, como el **tofu**, la **leche** de soja, las **milanesas** o **hamburguesas**, y todos los derivados utilizados en la industria, como el aceite, los mono y diglicéridos, la lecitina, y otros, **es mejor evitarlos en la alimentación diaria**.

Vos me dirás "Pero los chinos..."; sí, es cierto, pero la microbiota de los chinos es completamente diferente a la tuya, así como también sus condiciones genéticas que determinan peso, altura, densidad ósea, metabolismo, etc. Todo esto es muy diferente ya sea que seas nativo-americano o de origen europeo, y eso hace que no puedas asimilar de la misma manera que un cantonés los derivados de la soja.

Refinado o integral

Uno de los primeros cambios que normalmente se hacen cuando se quiere empezar con una alimentación sana es el de reemplazar alimentos refinados por integrales. El arroz blanco se reemplaza por el integral (la variedad yamaní es la más elegida en Argentina) y el pan blanco por el pan integral. Y con esto pensás "ya está, ahora sí tengo una alimentación saludable".

Lo cierto, es que **los productos integrales contienen mucha más fibra y minerales** que los refinados, y tienen un **índice glucémico menor**. Pero presentan **algunas desventajas**.

Por ejemplo, los **cereales que fueron tratados con agroquímicos** durante su cultivo, al refinarse y ser desprovistos de sus cáscaras, también se deshacen de gran parte de estos intrusos, mientras que **si son integrales, esos tóxicos quedan**.

Por otro lado, **al "pelar" los cereales, también se les quieta gran parte del ácido fítico**, ese compuesto que como te mencionaba anteriormente, impide la correcta asimilación de minerales.

También esa **reducción de la fibra insoluble hace que sean más fáciles de digerir** para estómagos delicados o para niños muy pequeños que están aprendiendo a comer.

O sea que los cereales refinados no serían tan malos después de todo. **El principal problema de estos productos es su abuso**, y las prácticas no-éticas de sus productores.

Por ejemplo, me contaba un amigo que la comunidad japonesa en Argentina compra un arroz blanco especial certificado como "sin talco". ¿Qué? ¿Le ponen talco al arroz? Parecería que sí.

Para los nipones el arroz blanco es como el pan en la mesa argentina, un infaltable. Pero resultó que comiendo arroz blanco todos los días en nuestro país se sentían muy descompuestos. Así se dieron cuenta de que el arroz venía mezclado con talco y era esto lo que les hacía mal. Ahora consiguieron que un molino les separe arroz sin talco que consumen todos los días sin mayores problemas.

Otro problema se suscita con **el pan blanco que venden en todas las panaderías**: no sólo es un trigo que se ha cultivado con agroquímicos, sino que en muchos casos también se agregan **funguicidas** y otros productos **en el molino** previo a la molienda, y finalmente las panaderías utilizan **mejoradores químicos** de la harina como el bromo, altamente tóxico, para mejorar su textura y rendimiento. Si a esto le sumás el **consumo excesivo de pan**, galletas, facturas, bollos, etc., que se hace en nuestro país, **es entendible la sentencia "la harina blanca hace mal".**

¿Qué hacer entonces? ¿Comemos blanco o integral? En los últimos años he reducido considerablemente mi consumo de cereales y legumbres, y considero que **lo mejor es comer mayor cantidad de integrales que de refinados**, siempre que tu sistema digestivo lo permita y a la hora de comprar los integrales, elegir siempre que se pueda, productos **orgánicos** o **agroecológicos**, y procesarlos como se debe: **remojo o fermentación** previos, **enjuague** y **cocción prolongada.**

Productos orgánicos

Comprar productos orgánicos va más allá de seguir una moda. Es una elección que hacemos con la conciencia de lo que estamos comiendo. Ahora... ¿Por qué los productos orgánicos son más caros que los regulares?

En el reino del revés, los productores deben pagar la certificación de que algo es "orgánico", cuando debería ser alrevés: deberían pagar y llevar un registro exhaustivo quienes utilizan agrotóxicos.

Es decir, un productor de tomate debería poner en sus cajones: "Plaguicida tal utilizado en semana 4; herbicida tal utilizado ensemana 8; cosechado en la semana 16" y que haya organismos estatales que controlen que no haya residuos en el producto final. Y deberíamos poder comer con tranquilidad aquéllos que digan "Ningún agrotóxico utilizado".

Otro tanto con los productos animales: en los pollos por ejemplo, "cría en hacinamiento; antibióticos tal y cual", etc.

De esta forma, los productores agroecológicos, no tendrían que invertir tiempo y dinero extra en certificar y etiquetar sus productos libres de estos químicos. Simplemente venderían tomates o pollos orgánicos.

Las empresas certificadoras de orgánicos, ganan muchísimo dinero con esas certificaciones, y algunas ni siquiera son muy rigurosas. Es todo un tema, hay mucho dinero en juego, muchos intereses creados y por sobre todo, una gran ignorancia en cuanto al impacto que está teniendo en la salud de las personas todo este entramado.

Pero sí, para que un producto sea orgánico, debería reunir las siguientes condiciones:

- No ser un **organismo genéticamente modificado** (OGM)
- No ser cultivado con **agrotóxicos**
- No contener ningún tipo de **aditivo** o **conservante artificial**
- No debe haber sido sometido a **procesos químicos o mecánicos que alteren su composición**.

En el caso de los **productos de origen animal**, además:

- No deben haber sido tratados con **hormonas** ni **antibióticos**
- Deben ser **alimentados con granos y pasturas orgánicos.**

Por caso, muchos técnicos, profesionales y burócratas dirán que un producto sólo es orgánico si lleva un sello que así lo certifique.

Por ejemplo, con regularidad compro huevos y pollos de campo producidos por gente de la zona, de forma natural. Las gallinas caminan sueltas, se alimentan bien, no se enferman y entonces no reciben antibióticos. Si vivieran en California, seguramente tendrían una certificación de "organic" y triplicarían los niveles de ventas. Aquí en Argentina, yo me conformo con conocer al productor, saber que no me miente y verlo en el producto final en mi cocina. No necesito de ningún sello para saber que son "orgánicos".

Otro tanto ocurre con un puesto de verduras de una feria local que se hace en la ciudad. Hay un grupo de pequeños productores que traen lo suyo, y la verdad es que no son 100% orgánicos. A veces tienen que utilizar algún plaguicida. Pero lo hacen a conciencia, porque conocen los efectos nocivos de estos productos, y sus casas están a metros de los cultivos.

Las producciones también son estacionarias, por eso el choclo o el tomate los venden sólo en verano, y no durante todo el año. Esto habla de un respeto por los ciclos de la naturaleza, el buen manejo de la tierra, y otros valores que si se aplicaran de forma generalizada permitirían un mejor desarrollo de la agricultura ecológica.

Lo cierto es que es prácticamente imposible tener una alimentación 100% orgánica viviendo en ciudades, al menos en mi país. Por esto es muy importante mantener todo el sistema digestivo y la microbiota lo más sanos posible, evitar todas las sustancias tóxicas de la comida industrializada, los cosméticos y los medicamentos, y mantener un metabolismo sano a partir de la actividad física y el buen descanso. Considero que estas son las formas en que facilitamos a nuestro cuerpo la tarea de depurar y desintoxicarse de aquéllas trazas que igual puedan estar entrando, para reducir al mínimo su impacto.

El desayuno

Me gustaría que este fuera un libro "universal", que en cualquier país tenga sentido, pero quizás este capítulo sea útil sólo en Argentina, o algún otro país en el que el desayuno sea tan poco nutritivo como aquí. Veo en el cine y las series como en Estados Unidos y Europa los personajes desayunan tocino, huevos, jamón, pan, jugo de naranjas, café... que incluyen proteínas, carbos y grasas, aunque de forma muy desordenada en general y sin criterio quizás. Mientras que en mi país, la mayoría de las personas, incluso niños en edad escolar, desayunan alguna infusión con pan y dulce. Algunos se atreven al yogur o los cereales con leche.

Ahora, **¿es realmente el desayuno la comida más importante del día**? ¿Ha sido siempre así? En el antiguo Egipto el desayuno estaba compuesto por pan, cebollas y cerveza, mientras que los griegos tomaban pan con vino y algunas aceitunas o higos. Sí, sí, desayunaban vino y cerveza. Es que el agua potable no era algo muy común hace 2.000 o 3.000 años, entonces estaban acostumbrados. Se sabe también que hasta la edad media en Europa la gente manejaba sus tiempos, lo que les permitía no desayunar, sino hacer un almuerzo alrededor de las 10 u 11 de la mañana, y luego una cena cerca de las 4 de la tarde. Sólo dos comidas al día. Con la

llegada de la edad media, los feudos, la pseudo-esclavitud y la servidumbre, **debieron comenzar a desayunar**, puesto que tenían jornadas extenuantes de 12 o 15 horas laborales con sólo una hora para comer en el medio. Esto hizo que tuvieran que darse un desayuno antes de ir a trabajar para no desfallecer en la jornada. **Hasta entonces, el desayuno había sido una rareza de los nobles**, mientras que Tomás Aquino en su *Summa Theologicas* consideraba al desayuno como *praepropere*, es decir, comer muy pronto, por lo tanto un pecado por tratarse de gula o glotonería.

O sea que **biológicamente no es una necesidad**, pero sí social y culturalmente. Hoy no sos un siervo feudal de la edad media, pero es probable que pases 8 o 10 horas fuera de casa por tu trabajo. Y si almorzás afuera quizás no tengas acceso a los mejores nutrientes. Por eso es fundamental que hagas un muy buen desayuno en casa. **Quizás las cosas no cambiaron tanto desde la edad media.**

Terminada la clase de historia, vamos con lo que importa. **¿Qué desayunar?**

Bueno, esto va a depender mucho del tipo de tarea que tengas que realizar durante el día. ¿Vas a estar mucho parado? ¿Mucho sentado? ¿Ejecutando tareas que requieren fuerza física? Establecer un mismo desayuno para un obrero de la construcción que para un oficinista es algo que definitivamente no se debe hacer.

Como ya te conté, hay tres grandes grupos de alimentos, llamados **macronutrientes**: los **carbohidratos**, las **proteínas** y las **grasas**.

Son tan carbohidratos una medialuna (croissant) como una tostada de pan integral. Pero ambos tienen una curva de glucemia diferente. La medialuna, al ser de harina blanca y tener azúcar blanca hace que la glucosa en tu sangre suba bruscamente, y (si tu metabolismo funciona bien) descienda de la misma manera. El pan integral, por su contenido en fibra, tiene un ascenso más lento, al igual que su descenso, pero esto sólo comparado con la medialuna. En sí, la tostada de pan integral también es alta en glucosa.

Continuemos: ¿cereales con leche son buenos? De los lácteos ya te voy a contar en forma detallada más adelante. Mientras tanto, de **los cereales para el desayuno**, te puedo decir que si son copos de maíz, se trata de **maíz transgénico** cultivado con glifosato. Además el tipo de cocción que tiene no reduce en mucho su contenido en **ácido fítico**. Finalmente están **repletos de azúcar**. Tenés otros que son de arroz inflado, pero tienen mucha azúcar también. Ni hablar los aritos de colores: esos **colorantes** son veneno, sobre todo para los niños (recordá el apartado en que te conté acerca de los efectos de los colorantes en los trastornos de déficit de atención e hiperactividad). Finalmente, hay unos **cuadraditos** o almohaditas de "**avena**". Si leés con atención el envase vas a encontrar que tienen **muchos otros componentes**, y más aún si son rellenos: se trata de una masa de azúcar, saborizantes, **aceite hidrogenado, colorantes, espesantes** y **conservantes**. ¿En serio querés ponerte todo eso adentro para arrancar el día?

Un buen desayuno debe estar compuesto por los tres macronutrientes: proteínas, grasas y carbohidratos.

Por ejemplo, un omelette con huevos de campo, con dátiles y nueces, o con alguna fruta. O unas hot cakes de trigo sarraceno con yogur casero y arándanos.

Pero NO tostadas con mermelada: sólo se trata carbohidratos: no nutren y elevan la glucosa.

El desayuno no tiene por qué ser dulce, podés hacer un par de bruschettas de pan de masa madre con palta pisada y huevo salteado con cúrcuma y pimienta, o una pechuga de pollo con vegetales: lo que a vos te guste. Lo importante es salir de casa con los nutrientes necesarios para comenzar el día y que mantengan la saciedad hasta la próxima comida.

Se puede acompañar claro, con una taza de café (no del instantáneo), mate cocido, té, infusión de hierbas, etc. Hay también infusiones a base de pasas de higos molidas, algarroba o mistol.

Los lácteos

Otro grupo de alimentos que en los últimos años se ha convertido en un terrible enemigo de la sociedad. ¿Pero acaso todo este tiempo hemos estado equivocados? ¿Son los lácteos la causa de enfermedades tan terribles como el cáncer? Revisemos un poco la historia:

En el 10.000 a.C. aproximadamente, comenzó la agricultura y con ella, la domesticación del ganado. A partir de ahí el ordeñe fue cobrando cada vez más popularidad, aunque **las pruebas más antiguas de esta práctica no pasan del 7.000 a.C.**: el hallazgo de unas vasijas con residuos lácticos en el norte de Europa.

Pensemos que el ganado en esa época ofrecía: leche, lana, fuerza de trabajo y hasta fertilizante de suelos. Mientras aún no estaban del todo dominadas las técnicas de la agricultura y el manejo de suelos, **la leche de los animales era una buena fuente de nutrientes muy aprovechable**.

Tiempo después, **por accidente, aparecen el yogur y los quesos**: transportando leche en botas hechas de piel de animales, los lactobacilos invadían la leche convirtiéndola en yogur, y en el caso de botas hechas con estómagos, el ácido gástrico o cuajo la convertía en quesos. Con el tiempo, se adquirió la técnica y se la mejoró para obtener quesos más firmes y de mejor conservación.

Junto con este tipo de alimentación, **los grupos étnicos que habitaron el norte de Europa desarrollaron la habilidad de continuar produciendo lactasa aún después de la edad de la lactancia**. La lactasa es la **enzima que permite descomponer los azúcares de la leche** (lactosa) para que sea asimilada por tu cuerpo. **Al comenzar la adolescencia, dejás de producirla salvo que tengas el fenotipo correspondiente a aquellos grupos étnicos** que mutaron para poder seguir alimentándose a base de lácteos. Aún cuando no creas tener ascendentes de esas nacionalidades, durante miles de años los humanos nos hemos cruzado tantas veces, que podrías cargar con esa alteración genética aún con un apellido italiano.

Esta diferencia genética hace que algunas personas puedan asimilar mejor los lácteos que otras, aunque **no quiere decir que quienes no produzcan lactasa sean intolerantes o alérgicos a la lactosa**. Esta carencia de lactasa sólo hace que se aproveche menos su valor energético, y eventualmente, una mala digestión. Quizás, probablemente, la **relación entre asma,**

alergias y otras enfermedades de las vías respiratorias y el consumo de lácteos sólo en algunas personas, tenga que ver con esta capacidad dada de antemano por los genes.

Por otro lado, **la caseína**, que es la proteína de la leche, puede ser **altamente alergénica**, y durante el proceso digestivo se convierte en **casomorfina**, una sustancia que al igual que la morfina, **estimula zonas del cerebro que producen adicción**. Por eso es tan difícil dejar de comer queso, ya que por la concentración, tiene más caseína que la leche.

Ahora, el principal problema de los lácteos no radica en toda esta explicación, si no en los siguientes factores:

- Mala alimentación de las vacas
- Consecuente enfermedad y suministro de antibióticos
- Pasteurización
- Homogeneización

Seguramente habrás escuchado a alguna abuela decir que **una mamá tiene que alimentarse bien para darle buena leche a su bebé**: con las vacas sucede lo mismo. **Una vaca** de hace cien años se alimentaba a pasto, mientras que hoy **come alimentos balanceados a base de soja**

y maíz modificados genéticamente y cultivados con glifosato, entre otras cosas; recordarás seguramente **el caso de la "vaca loca"**: el cerebro de estas vacas inglesas se convirtió en una esponja a causa del alimento balanceado que incluía restos de ganado caprino y ovino.

Más allá del síndrome de la vaca loca, **los animales enferman** porque su flora intestinal y todo su sistema digestivo e inmunológico se debilitan a causa de la basura que comen. Esto **requiere que se los medique** constantemente, sobre todo con **antibióticos**. Volviendo al ejemplo de la mamá humana: ¿Qué dicen las contraindicaciones de los antibióticos? No consumir en caso de embarazo o lactancia. ¿Por qué? Porque en la leche se pasan al bebé. Bueno, acá estamos en la misma situación: todos esos antibióticos que reciben las vacas, pasan a la leche.(6)

Las vacas **además reciben hormonas para producir más leche**. Porque al igual que una mujer, producen leche cuando tienen cría. Pero el resto del tiempo no... y las vacas lecheras están dando leche todo el tiempo. ¿Las consecuencias de esto? Al parecer casi ninguna. Las vacas producen **somatropina bovina**, una hormona que estimula la producción de leche. Así como se ha logrado sintetizar insulina para las personas con diabetes, también se logró producir una somatropina bovina recombinante (rBST) para que produzcan más leche. ¿Esta hormona pasa en la leche? Sí y no. Lo cierto es que en vacas sin tratar con esta hormona de forma sintética encontrás 1 nanogramo de BST por mililitro, mientras que en las vacas que han sido tratadas con rBST encontrás 3 nanogramos por mililitro... o sea, un 0.000001%. O sea, la nada misma. Pero algunos estudios han demostrado que las vacas tratadas con rBST tienden a desarrollar muchos casos de mastitis, por lo que reciben más antibióticos... o sea que el uso de esta hormona termina repercutiendo de alguna manera en la calidad de la leche.

En EEUU, aparentemente, la leche es descartada hasta que no hay trazas de antibióticos en la misma. En la Argentina también hay leyes de este tipo, pero su aplicación siempre es dudosa.

Entramos acá en otro aspecto: **pasteurización y homogeneización**. Luis Pasteur desarrolló la técnica que hoy llamamos pasteurización allá por 1860. Lo que logró este buen hombre es **la conservación de la leche por más tiempo** al reducir en mucho la población de microorganismos patógenos, mediante la **exposición prolongada a una temperatura determinada**. Así las cosas, la leche y otros productos, pudieron comenzar transportarse sin riesgos para la salud.

Pero sucede que hoy, para lograr aún mayor tiempo de conservación (que se traduce en mayores ganancias para la industria) **el proceso de pasteurización ha ido cambiando**, y no sólo se reducen los gérmenes, sino que se **destruyen también las vitaminas y las enzimas**, junto con bacterias beneficiosas y además se producen cambios organolépticos en el producto final.

Finalmente la **homogeneización** es el proceso por el cual se mezclan "el agua y el aceite". Si naciste en los 80's o antes, quizás recuerdes como yo la capa de "gordura" que tenía le leche cuando éramos chicos. Esto prácticamente ha desaparecido, porque **la leche es agitada a una velocidad altísima**, haciendo que **el agua y la grasa se combinen**. El agua, H2O, tiene oxígeno en su composición y al combinarse con la grasa, **produce colesterol oxidado**, una forma de colesterol muy difícil de procesar por tu cuerpo que termina con el tiempo produciendo problemas cardíacos, trombosis, placas de ateroma, etc.

Entonces... volvemos a la pregunta: ¿La leche es buena? **Una leche recién ordeñada e incluso pasteurizada, obtenida de una vaca que come pasto y no recibe antibióticos, en un humano que produce lactasa o al menos no es intolerante a la lactosa, puede ser un**

alimento muy completo. En otros casos, diría que si te gusta mucho, bebela con moderación, y si no te gusta, no hagas caso a las recomendaciones médicas de beber un vaso diario.

Estamos en una situación delicada con los **niños y adolescentes**: su etapa de desarrollo requiere de calcio en mayores cantidades. En un cierto punto, la leche y los quesos parecen ser la fuente más práctica para incorporarla en su alimentación. Hay que **estar atentos a cómo reaccionan sus cuerpos**: Si hay **otitis**, **sinusitis**, colitis, etc., con regularidad, problemas en las vías respiratorias como **asma** y **broncoespasmos**, quizás sea hora de **descartar los lácteos**.

Con respecto a los quesos, leé bien las etiquetas: ¿Qué componentes tienen además de leche, cuajo y cultivos lácticos? Prestá atención a cómo caen en tu cuerpo. Si tenés exceso de mucosidad, alergias (ya sea rinitis o de piel) o problemas para ir al baño (ya sea que vas mucho o poco), **hacé un alto en el consumo de lácteos durante dos semanas y fijate cómo te sentís y qué pasa cuando los reincorporás**.

Me cuesta creerle al que no come lácteos y dice que no extraña la pizza de mozzarella o la pasta con salsa y mucho parmesano.

Si no te cae muy bien el queso (y lo vas a notar con la sintomatología antes mencionada) no sometas a tu cuerpo al estrés constante de tener que digerir algo que no puede y limitá los quesos a un par de veces al mes.

Con respecto **al yogur, podés hacerlo de forma muy fácil en casa** (¡Y la receta está en este libro!) y drenarlo para deshacerte del suero y tener acceso a una buena cantidad de probióticos y grasa saturada de calidad, y poniendo en la balanza los beneficios del probiótico frente a las desventajas de la lactosa y la caseína, creo que saldrías ganando.

Los huevos

Allá por 1972, la Asociación Americana del Corazón recomendaba mantener la ingesta de huevos en 3 por semana. Sería algo así como menos de medio huevo al día. La recomendación venía dada por la **asociación directa de dos hechos**: los huevos tienen **colesterol** (lo que es de hecho, cierto) y las personas con un colesterol elevado tienen mayor riesgo de sufrir **enfermedades coronarias** (lo que es más o menos cierto). En boca de un catedrático o ministro de salud, el hecho de que "el colesterol aumenta los riesgos de enfermedades coronarias", ha sido el pensamiento dominante durante los 30 años que siguieron a esa recomendación, observada al pie de la letra por médicos y nutricionistas, y seguida sin cuestionar por **nosotros los "pacientes", que ya no estamos teniendo tanta paciencia** y nos hemos lanzado a investigar y experimentar por nuestra cuenta en un intento por recuperar la salud y el bienestar.

Los huevos son en realidad, el alimento más completo al que podemos acceder. Para empezar, su **proteína** es la de más **alto valor biológico** en la naturaleza, esto quiere decir, la que se **absorbe de forma más completa**. Son ricos en vitaminas y minerales y, además son fuente de **ácidos grasos saludables** (omega 3, incluyendo EPA y DHA). Su contenido en **colesterol**, no sólo no presenta desventajas, sino que al contrario, su ingesta permite **mejorar el nivel de grasas** dando vueltas en tu cuerpo. ¡Y esto no es idea mía! Hay estudios que lo confirman (10)(11)(12)

Se han realizado estudios con ingestas de **hasta 3 huevos diarios** (13), **sin ninguna consecuencia dañina** para la salud de los participantes ¿Te imaginás? Tres huevos por día serían alrededor 5 docenas al mes, es decir, 5 veces la cantidad que recomendaba la Asociación Americana del Corazón hace 50 años. Todo esto sin producir ningún daño a nivel arterial, coronario, etc., y **sin aumentar de peso**, sino al contrario, por el nivel de saciedad que produce este alimento, podría ser incluso una gran ayuda para quienes necesitan bajar de peso.

Eso sí, hay que saber distinguir entre un huevo y otro. Los huevos comerciales, a los que accedemos generalmente en los supermercados de Argentina, son producidos por animales hacinados en jaulas, o con mucha suerte, fuera de las jaulas pero en corrales en donde están montados unos sobre otros sin oportunidad de movimiento. Pero cada vez más aparecen productores que destinan un espacio mayor a las gallinas, y otros más jugados aún, les dan de comer muy bien. **Cómo vive y qué come**

la gallina, será un punto fundamental para determinar la calidad del huevo.

Los huevos de gallinas "libres" y bien alimentadas, tienen con respecto a los huevos de gallinas hacinadas, hasta **cuatro veces más tocoferol** (vitamina E), ocho veces más **betacaroteno** (precursor de la vitamina A), el triple de **omega 3**, y la **mitad de colesterol**.

Con respecto a la cocción, **lo ideal es no sobrecocinarlos.** Por ejemplo, un huevo duro (hervido 7 u 8 minutos) nutricionalmente ha perdido mucho valor, mientras que si lo dejás unos 5 minutos a 6 minutos en agua hirviendo, con **la yema aún en estado líquido**, la leve cocción de ésta permite una mejor digestión, incrementando la absorción de proteínas, eliminando cualquier riesgo de salmonella (aunque esta enfermedad siempre viaja en la cáscara, no en el interior del huevo).

También puede ser a la plancha o revuelto con un poco de aceite de oliva, de coco, mantequilla o ghee, cuidando de **no sobrecocinarlo para no dañar sus vitaminas ni oxidar el colesterol.**

En definitiva, **los huevos son un gran alimento.** Yo tengo la suerte de conseguir unos de muy buena calidad, de gallinas libres y bien alimentadas, y a la fecha de escribir este libro, y desde hace unos años, como entre 3 y 5 huevos todos los días.

¿Puede haber personas a los que comer demasiados huevos les traiga problemas? Puede ser. Pero en general, es un alimento que todos, a cualquier edad, podríamos y deberíamos comer.

Algo sobre salud intestinal y microbiota

Alimentos fermentados

Tus intestinos están recubiertos en su interior por millones de microbios: a ese conjunto llamamos "microbiota".

Muchos de ellos se extienden por toda la mucosa del cuerpo, desde los genitales y el ano hasta la garganta, boca y nariz. Algunos de ellos atraviesan la barrera intestinal y viajan en la sangre hasta lugares como el cerebro y estudios recientes relacionan enfermedades neurológicas como el mal de Alzheimer con un exceso de microbios "malignos" en la microbiota intestinal.

Llamamos probióticos a los organismos vivos que pueden llegar con vida al intestino para aumentar o mejorar la población de la microbiota. Los alimentos y bebidas fermentadas son una gran fuente de probitóicos.

Desde al menos el año **5000 a. C.**, se tiene registro de que el ser humano ha utilizado la **fermentación para conservar alimentos**. Lo más probable es que este modo de conservación haya sido un descubrimiento accidental, tal como te contaba del yogur y el queso en el apartado de los lácteos, o por la acumulación de granos que se hubieran mojado con la lluvia y produjeron cervezas, etc.

Lo cierto es que, sea como fuere, a lo largo de la historia fueron apareciendo estas preparaciones que permitían conservar alimentos por más tiempo, obtener beneficios mejorando la salud, y en el caso del vino y la cerveza, acceder a estados festivos con mayor rapidez, al tiempo que eliminar bacterias dañinas en el agua volviéndola potable por efecto del alcohol.

Este tipo de alimentos, que están "vivos" son cada vez menos frecuentes en nuestra sociedad, porque la industrialización y la pasteurización han acabado con ellos y en las casas se ha perdido la costumbre de prepararlos.

Los yogures comerciales, que contienen lactobacilos vivos vienen repletos de azúcar, colorantes, estabilizantes, reduciendo su efecto positivo.

El sauerkraut o **chucrut** (repollo fermentado), con gran cantidad de vitamina C, **salvó de la muerte por escorbuto** a los marineros que surcaban mares en la época del imperio romano o en la invasión europea a América. Otros como el **yogur o el kéfir de leche, han dotado de una longevidad proverbial a pueblos húngaros y búlgaros**. También está la kombucha u hongo del té, que justamente permite fermentar esta infusión reproduciendo una colonia de bacterias y levaduras, popular en toda la Manchuria desde hace siglos.

Por otro lado, **las excesivas colonias de lactobacilos que se forman en el tracto vaginal de la madre, invaden el cuerpo del niño al nacer**, permitiendo el más sano desarrollo de sus sistemas digestivo e inmunológico. Éste es un importante motivo (no el único, desde ya) por el cual **las cesáreas deberían dejarse sólo para los casos de necesidad extrema** (un porcentaje muy muy pequeño de todas las que finalmente se realizan).

Si tu niño nació por cesárea, es fundamental una lactancia prolongada y alimentos fermentados en cuanto empiece a comer.

Así que ya sabés, incursionar en la producción y consumo de alimentos y bebidas fermentadas no sólo te va a dar una nueva experiencia sensorial, sino que por sobre todo, va a permitirte desarrollar una salud mucho más fuerte, mejorando tus procesos digestivos y reportando un montón de beneficios con ello.

La celiaquía

Según el manual de Merck, **la enfermedad celíaca es una intolerancia hereditaria al gluten**, que causa cambios característicos en la pared del intestino delgado, provocando **malabsorción de nutrientes**. Más allá de esta definición de manual, el estudio en profundidad ha revelado que el principal problema es el hecho de ser una **enfermedad autoinmune**, en la que es el propio cuerpo el que ataca a los intestinos en reacción al gluten, y se caracteriza además por la producción excesiva de **zonulina**, una proteína que regula la apertura de los capilares intestinales (14).

La cantidad de pacientes celíacos ha aumentado notablemente durante los últimos 20 años Las razones aún se desconocen, aunque se han esbozado las más variadas hipótesis: las microondas, los envases plásticos, la edad en la que se introduce el gluten en la alimentación, la cantidad de gluten diario consumido, en fin... todas teorías y suposiciones que son muy difíciles de probar. Pero lo cierto es que si fuera una enfermedad que se hereda genéticamente, es difícil entender cómo **ha pasado de afectar al 1% de la población de EEUU al 3% o más en 20 años**. Con seguridad hay un factor externo, relacionado con la alimentación, que está favoreciendo o facilitando la aparición de la celiaquía. Si bien está claro que es una condición preexistente genéticamente, lo cierto es que esos genes logran expresarse con mayor frecuencia que hace algunos años, y eso seguramente tiene que ver con el tipo de alimentación.

La celiaquía en líneas generales funciona de la siguiente forma: el intestino delgado va desgastando su vellosidad hasta quedar prácticamente romo, permitiendo la permeabilidad intestinal. Esto se produce por el exceso de zonulina, una proteína que como te decía anteriormente, regula el grado de apertura de los capilares intestinales, **permitiendo el paso del gluten**, presente en el trigo, la cebada y el centeno (y en un gran porcentaje de todos los productos industrializados que contienen sus derivados) **hacia el torrente sanguíneo**. En las personas que no padecen celiaquía, puede ser que algunas partículas de gluten pasen la pared intestinal sin generar graves problemas, mientras que en el caso de los celíacos, **el cuerpo reacciona de forma muy violenta, produciendo inflamación**. Otros alérgenos como la caseína (proteína de los lácteos) y químicos presentes en la comida industrializada, ayudan a agravar el problema. La filtración de partículas que no deberían pasar a través de los intestinos y hacia la sangre produce la reacción de los anticuerpos en forma de inflamación. La reacción se vuelve tan fuerte, que **los anticuerpos liberados de alguna manera se descontrolan y no sólo atacan a los agentes extraños, sino que, confundidos, atacan también al propio cuerpo**, dañando aún más el intestino, que se vuelve permeable a moléculas cada vez más grandes, que al pasar al torrente generan nuevas reacciones autodestructivas, y así sucesivamente. La reacción autoinmune se explica por dos teorías: una dice que los aminoácidos en los que se divide el gluten son parecidos a otros aminoácidos presentes en nuestro interior y los anticuerpos se confunden; otra teoría plantea que el tejido dañado por el gluten resulta desconocido a nuestros anticuerpos y por eso lo atacan. Sea como sea, el hecho es que sucede.

La dieta "sin gluten" de algún modo pareciera detener este proceso, pero estudios más recientes (15) han demostrado que la gran mayoría de los pacientes **no logra recuperar su salud intestinal**. Quizás no tienen la sintomatología de fuertes reacciones físicas (espasmos, diarrea, etc.) pero su intestino no logra recuperarse del todo, **resultando en una mala absorción de nutrientes**.

En otro estudio, **más de la mitad de los pacientes** demostraron tener, aún después de 10 años de seguir una **dieta *gluten free***, una malabsorción tal que presentaban **una carencia muy notable de vitaminas B6, B9 y B12**(16).

Ante esta situación quiero destacar que la **gran mayoría de pacientes celíacos** que he conocido, siguen una dieta **sin gluten** pero que incluye infinidad de productos industrializados, que si bien no contienen gluten, contienen **muchos otros componentes que pueden resultar perjudiciales para la salud en general**.

Cito al Dr. Alessio Fasano, gastroenterólogo pediátrico radicado en los EEUU especializado en enfermedades relacionadas al gluten:

"El espectro de trastornos relacionados con el gluten sin importar si se habla de enfermedad celíaca o sensibilidad al gluten o alergia al trigo, el gluten entra en el cuerpo. Y, en circunstancias normales, si estas entradas están cerradas, el gluten no debería entrar. Entonces, el primer paso para desarrollar cualquiera de estas tres condiciones, hay que tener un intestino que ha perdido la capacidad de mantener separado, es decir, afuera, lo que no tiene que entrar. Las entradas que están típicamente cerradas, en estos casos, están abiertas por un largo tiempo. Luego, dependiendo de cómo es el paciente, se puede manifestar una reacción autoinmune y desarrollar enfermedad celíaca, una reacción alérgica y desarrollar alergia al trigo o,

incluso, la tercera reacción que es una reacción inmune que es sensibilidad al gluten."

O sea que teniendo en cuenta toda esta información podemos resolver que **la dieta libre de gluten no es suficiente para poder sanar el intestino de una persona con celiaquía**, ya que esto no reduce los valores de zonulina ni recupera al 100% la microbiota. Y entonces ¿qué? ¿El paciente celíaco está condenado a una vida sin medialunas y además a aumentar sus chances de contraer otras enfermedades porque sus intestinos nunca están curados del todo?

Ciertamente no. Pero para poder sortear estos problemas, **el principal objetivo de una persona con celiaquía o cualquier otra alergia alimentaria, sería impedir el paso entre el intestino y la sangre de esas moléculas que producen la reacción**. ¿Y cómo lograr esto? Lamentablemente no hay aún una manera de regular la cantidad de zonulina. Mientras tanto, estoy convencido de que **incorporar alimentos adecuados** puede aumentar la cantidad de bacterias beneficiosas, recomponiendo la flora intestinal, e impidiendo que sustancias tóxicas atraviesen la barrera que las separa del torrente sanguíneo.

Básicamente, los alimentos que toda persona con alergias y otros problemas relacionados a la salud intestinal debe incorporar son **los probióticos**, que se obtienen por **fermentación**; el **caldo de huesos** por su alto contenido en colágeno, necesario para reparar la pared intestinal, y por supuesto, los **alimentos sin gluten no industrializados**. Entre los probióticos encontramos el yogur, el chucrut (repollo fermentado, aunque puede fermentarse casi cualquier verdura), el miso, el shoyu, el tempeh y el kéfir, los tíbicos o si no, suplementos nutracéuticos. El caldo de huesos es una receta de esas que se hacían en todas las cocinas hace 100 años pero luego desapareció, y poco a poco va resucitando. Se trata de cocinar huesos de animales (pollo, pescado, vaca, cordero, etc.) a fuego muy lento durante muchas horas, para extraer el colágeno. La receta la encontrás en este libro.

Además, **todos los granos, cereales, semillas, legumbres,** deberían procesarse haciendo un **remojo prolongado** y luego un buen **enjuague** antes de su cocción, como te indiqué anteriormente para deshacerte de sustancias dañinas para el intestino como las saponinas.

Finalmente, si sos celíaco, estate muy atento a los productos "gluten free" o "aptos para celíacos", ya que si bien no contienen gluten, pueden contener otros ingredientes nocivos a largo plazo. Es muy importante que analices las etiquetas y evites aquéllos que podrían dañar microbiota. Para esto, no te quedará otra que ponerte a investigar. **Lo mejor es cocinarte vos, y utilizar quinua, mijo, trigo sarraceno y sus harinas, en lugar de los sucedáneos de las harinas, repletos de aditivos químicos y derivados de soja y maíz** (incluida la fécula) que se obtienen de cultivos **transgénicos** rociados con glifosato, que podrían ser potencialmente dañinos para tus intestinos.

El pan de masa madre

Otra vez tengo que remitirme a las costumbres de mi país, Argentina, por no ser un conocedor de otras culturas. Aquí se come mucho pan, pan blanco, comprado en las panaderías. Y no quiero ser ofensivo con los panaderos, un gremio grande y de gente muy trabajadora, pero lo cierto es que eso que nos venden por "pan" tiene muy poco que ver con el pan de verdad.

Los procesos industriales modernos, son por supuesto, el resultado de la vida moderna, al mismo tiempo que son causa: **la cultura y la economía se van moldeando una a otra constantemente**. Y como hoy todos estamos apurados (el tiempo es dinero, dicen), el proceso de elaboración del pan también debió apurarse. No sólo **la levadura prensada**, que de por sí no es mala, sino además **leudantes químicos, conservantes, estabilizantes** y **mejoradores** de la harina, han hecho del **pan nuestro cada día un producto que no nutre, y a la larga, enferma**.

El proceso de fermentación de pan como fue concebido originalmente, requiere muchas horas y la acción natural de bacterias y levaduras que existen en el ambiente tanto como en la harina, dando por resultado un pan muy diferente.

Aún produciéndolo en casa con harina orgánica utilizando levadura común ya estamos mejorando muchísimo el pan con respecto al de la panadería, y ni hablar si lo comparamos con los panes de molde que venden en los supermercados.

Más allá de la mística de elaborar el pan de masa madre, en su producción tiene lugar un proceso químico diferente al del pan con levadura comercial.

Un estudio muy interesante ha demostrado **que la proteína del trigo queda hidrolizada durante la fermentación** (17), por la acción de los lactobacilos.

El gluten, la proteína del trigo, se separa en gluteína y gliadina, reduciendo muchísimo el impacto negativo de esta proteína a nivel intestinal.

Esto podría, quizás, explicar por qué durante toda la historia de la humanidad hemos oído hablar muy poco de la celiaquía, y en el último siglo en el que el pan por fermentación había casi desaparecido, la celiaquía se ha vuelto tan notable.

En el apartado de recetas te explico paso a paso cómo hacerlo.

De todos modos el pan es pan, es decir, una cantidad considerable de carbohidratos que pueden impactar negativamente en tu índice glucémico. Dependerá mucho de tu metabolismo, tu salud general, tu edad y actividad física el hecho de que puedas o no comer pan, siempre con moderación y preferentemente con grasas (aguacate, mantequilla, huevos) para reducir el impacto de la glucosa.

El remojo y el ácido fítico

Se trata de un **compuesto existente en todas las plantas** que funciona como método de almacenamiento de fósforo y energía. Los rumiantes, con una enzima llamada fitasa en su tracto intestinal, pueden digerir el ácido fítico y liberar el fósforo. Pero nosotros no. El ácido fítico, **convertido en fitatos dentro de tus intestinos**, por un proceso llamado quelación **se adhiere a los minerales**, sobre todo al hierro y al zinc (8), que son fundamentales para el correcto funcionamiento del cuerpo, y **hace que sean excretados sin ser absorbidos**.

Es por esto que **muchos vegetarianos padecen de anemia**: las grandes cantidades de hierro presentes por ejemplo en las lentejas, nunca son asimiladas por la presencia del ácido fítico. Las deficiencias de zinc tampoco quedan atrás, con consecuencias que van desde problemas reproductivos masculinos hasta depresión.

En una dieta omnívora el problema no es tan grave ya que **estos nutrientes son absorbidos con la ingesta de carnes, huevos y lácteos**, pero en las **dietas vegetarianas** es muy importante encontrar una **solución**, que es muy sencilla: **remojar todos los cereales integrales, semillas, frutos secos y legumbres** al menos durante ocho horas. Luego enjuagarlos hasta que el agua salga completamente limpia y recién entonces le das una cocción lenta a cereales y legumbres o un tostado a fuego muy bajo a las semillas y frutos secos.

Cuando los **granos son relativamente frescos y orgánicos, tienen en ellos la enzima fitasa** que se activa con el remojo y permite la **neutralización del ácido fítico** en un altísimo porcentaje, y luego la cocción reduce aún más estos residuos.

Pero el caso de **la avena arrollada** tiene una vuelta de tuerca más: **tiene un proceso de calor en su prensado que elimina la fitasa**, por lo que es **necesario agregar en el remojo un poco de harina de centeno o trigo sarraceno** (ricos en fitasa) **o un medio ácido o fermentativo** como vinagre orgánico de manzanas, tíbicos (kéfir de agua), suero de leche o jugo de limón para ayudar en la tarea de reducción del ácido fítico.

De esta manera, **un gran porcentaje de los minerales presentes se vuelven disponibles**. En el caso de las semillas de girasol, las nueces o las almendras, yo aplico luego del remojo un tostado en horno bien bajo para que vuelvan a secarse y recuperen la "crocantez". Una vez tostadas (bien tostadas, habría que morderlas y no encontrar humedad en el centro) pueden guardarse en frascos bien cerrados y no por muchos días, ya que pueden desarrollar hongos si les quedó algo de humedad.

Pero así las cosas, **el ácido fítico tiene algunos beneficios** (9), ya que ese proceso por el cual se adhieren a los minerales como el hierro, también **se aplica a minerales tóxicos como el mercurio o el plomo**. Por eso pueden a largo plazo resultar beneficiosos para limpiar el organismo de metales pesados que incorporamos a través de alimentos contaminados y la polución. Esto hace que **el porcentaje remanente de ácido fítico en los cereales integrales luego del remojo no sea tan malo**, y en una dieta que comprenda todos los grupos de alimentos, comer de vez en cuando algo sin remojar no es grave.

La fibra

Los alimentos ricos en fibra tienen dos características importantes: la capacidad de ser pre-bióticos y la de favorecer el movimiento peristáltico. ¿Qué quiere decir esto? Que por un lado producen las condiciones para que se desarrollen las bacterias beneficiosas llamadas probióticos y por otro lado ayudan a que vayas al baño con mayor regularidad.

Es importante **distinguir entre dos tipos de fibra**: la **soluble**, presente en alimentos como la avena, las legumbres, manzanas o zanahorias; y la **insoluble**, que se encuentra en los cereales integrales, verduras de hoja, etc. La diferencia entre estos dos tipos de fibras es sencilla: **la soluble** absorbe el agua, gelificándose, y retardando el tránsito para una mejor absorción de nutrientes en el intestino y **reduciendo la curva glucémica**, mientras que la fibra **insoluble**, al no poder absorber agua, acelera el paso intestinal **evitando el estreñimiento**.

Si bien nosotros no podemos digerir la fibra, nuestras bacterias sí: por eso además de mejorar el tránsito intestinal funciona como un pre-biótico, alimento para las bacterias intestinales.

Si estás en una etapa muy avanzada de problemas intestinales como intestino espástico o colon irritable, comer alimentos ricos en fibra insoluble quizás no sea lo más indicado, ya que la ausencia de bacterias adecuada puede hacer que esta fibra se fermente y provoque gases e inflamación intestinal. En estos casos, lo mejor es comenzar muy gradualmente a incorporar fibra, a la par que a repoblar la microbiota con alimentos fermentados ricos en bacterias vivas.

La forma de ir al baño

Un tema un poco delicado para hablar es el de las veces que vas al baño para hacer "número 2". Lo cierto es que no importa tu edad, condición social o valoración estética: todos vamos al baño para eliminar los restos de lo que comimos en forma de heces.

Así como hacemos al menos dos comidas grandes al día, deberíamos al hacer dos deposiciones diarias. Esto es algo muy poco probable, pero **el mínimo para una buena salud sería el de una deposición diaria**. Hay personas que pueden pasar hasta dos o tres días sin ir al baño, y esto es muy perjudicial.

Lo cierto es que una vez en tus intestinos, la comida comienza a convertirse en "eso", mientras miles de bacterias la descomponen y permiten el paso a la sangre de los nutrientes a través de los capilares intestinales.

Cuando la materia fecal pasa mucho tiempo en tus intestinos y todos los nutrientes se han extraído, comienzan a liberarse gases que pueden dañar la mucosa intestinal y esto sumado a otros factores como la acción del gluten o la caseína, no es raro que se den casos de permeabilidad intestinal.

Entonces, partículas de alimento, toxinas y bacterias pasan a la sangre (llegando incluso estas últimas a alojarse en el cerebro), sobrecargando el hígado, que **tendrá mucho más trabajo a la**

hora de depurar la sangre, produciendo una reducción en su eficiencia para otras funciones (y el hígado tiene muchísimas funciones). Es así que todo esto produce un gran círculo vicioso en el cual es mucho más fácil enfermarte y padecer un montón de incomodidades físicas.

A estos fines es muy interesante la *Bristol Stool Chart*, que sería algo así como "La Carta de Caca de Bristol" y poco tiene que ver con la famosa playa de Mar del Plata. Se trata de una escala del 1 al 7 en la que se clasifica la forma de la materia fecal, siendo los puntos 3 y 4 los normales: una especie de "banana" que no mancha el inodoro, saliendo suave y fácilmente.

Cualquier otra forma de hacer caca, implicaría estreñimiento o diarrea, siendo sus causantes la falta o exceso de fibra, agua o un desbalance en la microbiota.

Planificación

Planificar las comidas suena un poco estructurado. Creo que si te enfrentás con esa idea por primera vez te va a sonar un tanto restrictiva, parecería que te estoy sometiendo a una "dieta". Incluso a mí me cuesta hacerlo, a veces se me escapa, pero luego vuelvo a hacerlo y me acuerdo de lo útil que es.

Si bien planificar todo el menú de una semana puede llegar a ser un poco engorroso, **al menos planificar la comida de los próximos días puede ser muy útil.**

Poner un día o dos fijos a la semana para hacer las compras, destinar un día a la semana para elaborar y freezar algunos alimentos, anticiparse a algunas comidas dejando en remojo los cereales o legumbres, son las cosas que permiten convertir cada comida en una buena fuente de nutrientes que esté disponible de forma práctica. Vamos entonces con los consejos ☺ :

Verduras de hoja

No hay nada más frustrante que querer preparar una ensalada y antes tener que lavar y escurrir la lechuga, la rúcula u otras hojas, que posiblemente estén ya mustias en el cajón de la heladera. Esto termina con la siguiente situación: no comés ensalada. Los alimentos crudos son fuente de enzimas y vitaminas fundamentales para tu nutrición, así que una buena práctica es llegar de la verdulería e inmediatamente lavar y escurrir todas las verduras de hoja y guardarlas en el refrigerador en recipientes herméticos cubiertas en papel absorbente.

Con este método, algunas hojas como la lechuga, el kale o la espinaca tienen muy buena duración (una semana o más); otras como la rúcula tienden a producir hongos pasados los tres o cuatro días.

Remojo

Cómo ya te conté los cereales, las legumbres y otras semillas contienen antinutrientes y toxinas que pueden neutralizarse aplicando un remojo.

Planificar tu comida de mañana y saber que incluirá alguno de estos ingredientes, te permite anticiparte: en una cacerola o bowl ponés suficiente agua para cubrir ese alimento por completo, y agregás una cucharada de alguna sustancia ácida o fermentativa (jugo de limón, vinagre, suero de leche, tíbicos). Nada más simple: reducís el tiempo de cocción a la mitad y aprovechás los nutrientes al doble.

Legumbres y cereales

Para lentejas, quinua, garbanzos, y todos los demás, una muy buena práctica es cocinar una buena cantidad y luego separarlas en raciones para freezar. Pueden ser en moldes de silicona, o cualquier recipiente apto para freezer. Una vez que se congelan (6 u 8 horas dependiendo de tu freezer), podés desmoldarlos todos y meterlos en bolsas para freezer para que ocupen menos lugar. Cuando quieras comer una porción, sólo tenés que poner a hervir agua y verter una de éstas dentro, revolver un par de minutos, colar y ya está. Hasta ahora, he probado con todo y funciona muy bien, excepto el mijo que queda muy pastoso, o legumbres como el poroto mung o las lentejas coral, que una vez cocidos toman consistencia de puré, y entonces esta técnica no funciona.

Hamburguesas

Otra cosa muy práctica es hacer hamburguesas: de legumbres como el poroto negro o arvejas que son las que más proteínas aportan, o de origen animal: pescado, pollo, vaca, o cordero. En menos de dos horas podés hacer unas 15 o 20 hamburguesas de legumbres, y en menos de 40 minutos la misma cantidad si se trata de carne. Luego es sacarlas del freezer y en menos de 20 minutos están listas; para ser el componente principal de un buen plato.

Milanesas

Otra gran opción para almacenar carne en porciones, un plato tradicional argentino. Filetes de merluza, de pechuga de pollo o de carne vacuna, pasadas por huevo batido y rebozadas en (aquí la vuelta de tuerca) farinha de madioca, que no contiene gluten ni otras prolaminas inflamatorias.

Pan de masa madre, creppes y hot cakes

Podés tener un snack o merienda para tus peques en minutos haciendo una buena cantidad y freezando hot cakes o creppes de trigo sarraceno, o pan de masa madre rebanado. Basta con sacar del freezer y poner en una plancha de hierro o tostadora mientras vas preparando un par de ingredientes para acompañar como huevos, aguacate, frutas frescas o cocidas, yogur natural, miel, coco rallado, nueces picadas, dátiles, etc.

Conservas

El verano es ideal para aprovechar la abundancia de la Naturaleza. Algunas preparaciones son más fáciles que otras, pero en general podemos hacer una reserva para los meses menos generosos en pocos pasos. Salsas, *chutneys*, mermeladas sin azúcar o chucrut pueden conservarse en buenas condiciones por mucho tiempo. A veces basta una tarde de un día feriado para hacer 10 frascos de salsa de tomate o chucrut que vas a utilizar durante los próximos meses, y esto también es parte de planificar las comidas. Quizás te extrañe encontrarte con el término "mermelada" en este libro, pero lo cierto es que a todos nos gustan las cosas dulces y si podemos elegir los ingredientes adecuados reducimos en mucho su impacto negativo. Mientras las mermeladas comerciales están hechas con frutas de la peor calidad y azúcar al 100% (es decir, 1kg de fruta x 1kg de azúcar) además de otros ingredientes (conservantes, estabilizantes, acidulantes, JMAF, etc.), podés hacer una mermelada sin azúcar, con agar agar como conservante y fruta de mejor calidad, por ejemplo, de un frutal que tengas en tu casa o en lo de un vecino. Haciendo cocciones lentas y prolongadas, los azúcares propios de la fruta van dándole cuerpo y sabor a estas preparaciones, y en algunos casos, incluir una pequeña cantidad de azúcar no es tan grave, para consumir con moderación teniendo en cuenta todo lo que ya sabés del azúcar.

Otros usos y costumbres que habría que replantearse

No sólo una mala alimentación es fuente de toxinas que tu cuerpo tiene dificultad de procesar, sino que además, de manera rutinaria e inconsciente, seguramente **has incorporado hábitos cuyos efectos nocivos no conocías**. Algunos de ellos son prácticas tan comunes y generalmente aceptadas, que no se te ocurriría siquiera pensar que implican algún riesgo. Por eso me pareció muy importante incorporarlas a este libro, aún cuando excedan el ámbito de la alimentación.

Píldoras anticonceptivas

Una de las primeras armas de la revolución sexual y feminista que aconteció en los años sesenta y que tanto ha hecho avanzar a nuestra sociedad en cuanto a igualdad de derechos, es a su vez una bomba de tiempo hormonal que puede producir graves desórdenes y consecuencias insospechadas.

Sin ir más lejos, **basta con leer el prospecto adjunto a cualquier anticonceptivo oral** para descubrir que hay un gran listado de posibles "efectos secundarios". Pero aún cuando éstos no fueran declarados, tené en cuenta que tu cuerpo tiene un ciclo natural que responde a muchísimos factores, internos y externos, incluso a los ciclos lunares, por lo que **tomar un comprimido que modifica tu sistema glandular** con seguridad **va a producir efectos a largo plazo**.

Hay épocas del año en que los ciclos son más cortos, y otras en que son más largos y por ser la menstruación un proceso de depuración y limpieza, aún cuando seas "regular", no tiene por qué ser de 28 días exactos como provocan los anticonceptivos; y que eso que provocan, tampoco es una menstruación, técnicamente se llama sangrado de abstinencia, ya que el endometrio que se forma es muchísimo más delgado por efecto de la supresión hormonal que en un período normal.

Entre otros, un estudio concluyó que el **uso prolongado** de estas hormonas es un factor importante en el **desarrollo del cáncer de mama**(18). Otro, un poco menos específico, determinó que el **estrógeno** consumido en exceso a través de estas píldoras puede producir **daños en la visión**(19). Además, como te decía, en los respectivos prospectos podés encontrar los efectos, entre los cuales está: **aumento del colesterol** sérico, **dolores de cabeza**, mucosidad y flujo excesivos en la vagina, **falta de deseo sexual**, manchas en la piel, **problemas hepáticos**, etc.

Entiendo la comodidad de poder regular tu menstruación, al tiempo que controlar la natalidad con una pastilla, y quizás mi posición de hombre no sea la más indicada para proponerte dejar la píldora, pero con seguridad encontrarás en Google muchos grupos de mujeres que discurren sobre estos temas, aconsejando las mejores maneras de regular de forma natural los períodos, con técnicas de lo más diversas para mejorar la calidad de vida sin tener que recurrir a un producto que a la larga deteriora tu cuerpo.

Como comentario final, te recomiendo también tener en cuenta que hay todo un sistema y una sociedad que parecen estar en contra de la menstruación. Publicidades de tampones y analgésicos para "esos días" invitándote a vivirlos como un día más o a que "nada te detenga". ¿Por qué tiene que ser así? ¿Por qué no pueden las mujeres vivir sus días de menstruación con más calma y algo de recogimiento? ¿Por qué tienen que jugar al vóley o andar a caballo mientras están sangrando, incómodas y doloridas? Es un tema para profundizar, hablar y asimilar, por supuesto, entre mujeres.

Tinturas para el cabello y cosméticos

Otro tema sólo para ellas: tintura para el pelo y cosméticos varios están cargadísimos de **componentes que en contacto con la piel**, penetran en tu cuerpo y son llevados por la sangre hacia todos los sistemas, produciendo en el largo plazo **daños en el hígado, los riñones, el sistema inmunológico, endócrino, en la piel**, etc.

¿Qué? ¿Cómo? ¿Cuándo? ¿Por qué? Hay muchísimos estudios, uno para cada componente, muchos de ellos no concluyentes, pero que dejan la puerta abierta. El **aluminio** por ejemplo, presente en muchos productos, como los **desodorantes** (aunque cada vez menos), está directamente ligado al desarrollo de **tumores**. En tanto otros como el **fenol** (fenolftalato, clorofenol), pueden afectar a órganos como el **hígado**, el **corazón** o los **riñones**.

El **PPD** presente en las **tinturas** podría resultar **cancerígeno**, y aunque las cantidades de este componente son extremadamente bajas, aún no se ha demostrado su inocuidad. Pero aún cuando no provoque cáncer, podés estar segura de que metales pesados y químicos de estructura molecular compleja ingresando a tu cuerpo a través de tu piel y cuero cabelludo no pueden ser biológicamente saludables.

El caso de los **aceites minerales**, derivados del petróleo, es muy curioso, ya que se utilizan productos con este ingrediente para hidratar la piel, pero lo que hace es **obstruir los poros** y absorber la propia hidratación de la piel y a larga **terminan resecándola.**

Nuevamente, los estudios no han sido del todo concluyentes, pero se hacen pruebas aisladas en ratones durante unos meses. Nosotros hablamos de la combinación de todos esos productos en una persona durante años y años de vida. **La saturación de los sistemas de eliminación provocada además por una alimentación inadecuada, vuelve mucho más difícil el manejo de estas sustancias por parte del cuerpo**.

Claro, las mujeres se han maquillado desde hace siglos y esto nunca fue un problema. Pero antes se utilizaban tintes naturales, como la henna para el cabello en Egipto o la cúrcuma para la piel en la India. No quiero decir con esto que nunca más te maquilles; entiendo que la sociedad en que vivimos tiene ciertas demandas que son difíciles de esquivar. Pero pensalo bien antes de maquillarte todos los días, teñirte el pelo todos los meses, humectarte la piel cada noche, etc. Tratá de conseguir productos cosméticos lo más "orgánicos" posibles. Hoy en día se consiguen muchísimas marcas en todo el mundo, y aunque son más costosas, tu salud y tu cuerpo bien lo valen. Además una vez que decidas comenzar a alimentarte de una forma más natural, tu piel va a verse mucho mejor. Y el paso de los años, por otro lado, es inevitable, y no podemos pretender vernos como de 20 años cuando pasamos los 40.

Como en el caso de los alimentos, es importante leer con atención la etiqueta de los cosméticos (protectores solares incluidos) e investigar en la red el efecto de cada uno de ellos.

Analgésicos y antigripales

¿Cuántas veces tomaste ibuprofeno o paracetamol para aliviar un dolor o un resfrío? ¿Cuántas veces realmente fue necesario? Me incluyo dentro del grupo de personas con baja tolerancia o resistencia al dolor o a la incomodidad. Lo sé, es molesto, no querés estar así, no querés que te duela la cabeza, no querés que te gotee la nariz, querés evitar esa sensación a toda costa. Pero estás olvidando algo crucial: ese proceso por el que estás atravesando es la forma natural que tiene tu cuerpo de desintoxicarse. **Cuando tapás los síntomas con drogas, lo único que hacés es impedir al cuerpo hacer su trabajo**. Hay situaciones que realmente lo ameritan: un martillazo en el dedo, una gripe, una jaqueca o un dolor de muelas un lunes antes de ir al trabajo o algunas horas antes de rendir un examen ameritan un medio externo que te alivie momentáneamente. Pero lo ideal sería poder descansar y dejar al cuerpo hacer su proceso.

Lo mismo con cualquier otro dolor, ya sea muscular, articular... **permitite experimentar esa molestia, ese dolor, que está manifestando algo**, y prestale atención. Hacelo diagnosticar por un profesional y buscá una cura, no una supresión del síntoma. Si una articulación duele y vos tomás calmantes, la misma se va a continuar lastimando, y en un par de meses el dolor se volverá crónico. Ahora, si te permitís vivir ese dolor, más tarde o más temprano vas a terminar yendo a un médico para que pida un estudio y lo diagnostique. Y entonces, sabiendo de qué se trata, podés encontrar una cura natural para el mismo: utilizar una venda elástica, tomar aceite de pescado, iniciar alguna rutina de ejercicios, etc., pero vas más allá de silenciar el síntoma.

Otras cosas, por ejemplo una gripe, no tienen remedio. Sus efectos duran alrededor de 7 días, tomando "medicamentos" o sin tomarlos. Como te decía al principio, ¿tenés que dar un examen final? ¿Sos empleado administrativo o de atención al público y necesitás estar lo más fresco posible? Entrale entonces a esos combos de cafeína + ibuprofeno + antihistamínicos, al menos para pasar el día. Pero sabé, tené bien claro, que eso **dificulta el correcto proceso del cuerpo para sanar**, y a largo plazo producen efectos nocivos en el cuerpo.

La biología evolucionó durante miles de años desarrollando mecanismos como la inflamación la mucosidad, la fiebre, para poder reestablecer el equilibrio que llamamos salud. Son síntomas molestos, pero el cuerpo está haciendo su trabajo. Suprimir esos síntomas, reduce la respuesta inmunológica y te hace más débil.

La fiebre es un ejemplo muy patente: mientras el cuerpo levanta temperatura para eliminar un patógeno en su interior, produciendo un enorme gasto calórico (que a veces se puede ayudar desde afuera proveyendo más calor u abrigo) vos estás dándole antipiréticos: es como pisar el acelerador y el freno al mismo tiempo.

Mientras más puedas evitarlo, mejor. Una taza de caldo de huesos, un *hot toddie* por las noches puede ser mucho mejor. El caldo de huesos tiene minerales y colágeno, que va a colaborar con tu intestino y el *hot toddie*, (té negro con jengibre, canela y miel, junto con media medida de whisky) reconforta, relaja y ayuda a dormir mejor mientras tu cuerpo continúa trabajando.

Antibióticos

Las bacterias han ido aprendiendo, gracias a la evolución y mutación, a defenderse cada vez mejor de los antibióticos. También han aprendido **a comunicarse entre ellas**, y enseñarse unas a otras cómo defenderse de los antibióticos.

Uno de los principales motivos es, por una vez, no haberle hecho caso al doctor. ¿Viste cuando te dice "terminá la caja", pero vos ya te sentías bien y dejaste el tratamiento inconcluso? Bueno, ese "sentirte bien" fue un gran debilitamiento de las bacterias que producían los síntomas, pero como no terminaste la dosis, no murieron, y ahora se recuperan y conocen a su enemigo.

Multiplicá eso por cada vez que lo hayas hecho vos y cada una de las personas que conocés, con diferentes bacterias, y súmale esta capacidad que te mencioné de enseñar y aprender entre ellas.

Tampoco es raro que ante un primer síntoma de algo que parece ser "tratable" con antibióticos, vayas a la farmacia y compres cualquier antibiótico... su efecto antibacteriano no mata solamente a las bacterias "malas" sino también a las "buenas" que habitan tu flora intestinal. Y si se trataba de un virus, o no era el antibiótico específico, el malestar seguirá y dejaste tu microbiota diezmada, haciendo más fácil a otros invasores alojarse.

Hay teorías que afirman que además, recibimos dosis homeopáticas de antibióticos a través de alimentos como las carnes y los lácteos, ya que los animales reciben antibióticos de forma regular y nosotros podemos llegar a ingerirlos en pequeñas dosis por vía indirecta. Esto operaría como una "vacuna" para las bacterias: reciben una bajísima cantidad de antibiótico, la estudian, la asimilan, y están listas para hacerle frente la próxima vez. He tratado de investigar este tema hablando con algunos productores, bioquímicos e ingenieros agrónomos. Todos insisten en que los controles son rigurosos: lácteos o carnes a los que se les detecte antibióticos en los análisis, se desechan y quienes trataron de introducirlas al mercado reciben severas multas. Se supone que si los animales recibieron tal tratamiento, deberán esperar a que pase el tiempo indicado por el laboratorio para que no queden restos en los productos animales de consumo humano. Aún tengo mis dudas. Por otro lado, aún cuando esto fuera así, millones de antibióticos se vierten en las cloacas cada año, llendo a parar al mar, en donde son asimilados por los peces que luego comemos... insisto, el tema es muy complejo.

Si eventualmente, tenés que hacerte una extracción de muela y el dentista te lo prescribe o si por cualquier otro motivo **debés tomar un antibiótico**, lo más recomendable es **al mismo tiempo iniciar un proceso de repoblación de la microbiota consumiendo probióticos**, ya sea en comprimidos o en alimentos fermentados como tíbicos, yogur, kéfir, chucrut, y también **prebióticos**, aquéllos que fomentan el desarrollo bacteriano en el intestino, como los arándanos, el cacao, las bananas, etc.

Si contás con un buen médico naturista, pedile que te diga qué cepas específicas de probióticos en cápsulas podés tomar, ya que al viajar encapsulados, se liberan directamente en los intestinos y son mucho más efectivos.

Un aliado incondicional

Ya te dije que no utilizo ni recomiendo analgésicos, antipiréticos, antibióticos, etc., y te preguntarás, ¿Con qué se cura este hombre? Lo cierto es que enfermo cada vez menos, pero cuando me toca atravesar una gripe o lo que sea, cuento con un gran aliado: la vitamina C en su forma de ácido ascórbico (o en sales como ascorbato de calcio).

Si querés ir a la raíz del tema, te invito a buscar libros de Linus Pauling, que revolucionó su época al descubrir las infinitas propiedades de este "fármaco" que es exactamente igual al que encontramos en la naturaleza, y utilizando megadosis ha tratado numerosas afecciones.

Aparentemente en algún momento de la evolución, monos, murciélagos de la fruta y humanos dejamos de producir vitamina C, mientras la mayoría de los animales la producen en cantidades contabilizables en gramos. Una de las teorías (27) dice que fue una ventaja evolutiva, ya que permitió desarrollar la capacidad de aprovecharla aún en mínimas cantidades y de reciclar su forma oxidada (DHA) para continuar utilizándola.

La dosis diaria recomendada para humanos (90mg) sería la mínima para no enfermar de escorbuto, pero esto no quiere decir que sea la óptima. Si bien es cierto que una naranja de 200 grs tiene aproximadamente esa cantidad, también tendrían que darse ciertas condiciones:

- La fruta madurada en el árbol (no arrancada verde)
- No haber transcurrido demasiado tiempo entre la cosecha y la ingesta.
- Sin exposición al aire o al sol por tiempo prolongado
- Comer la fruta completa (piel incluida).

Es por esto que no tenés la certeza de que al comer una naranja estés ingiriendo esa cantidad de vitamina C, que por otro lado, es insuficiente.

¿Por qué digo insuficiente? Porque los niveles de estrés a los que estamos sometidos en nuestra vida diaria son muy superiores a los de hace 50, 100 y 500 años. El nivel de oxidación celular es muy superior y esto hace que tu cuerpo requiera quizás 300, 500 o 1000 miligramos diarios.

Siendo que numerosos estudios han demostrado la inocuidad de ingerir esas cantidades (1000 miligramos diarios) y otros tantos han podido comprobar las ventajas para la salud, personalmente me vuelco por esa opción.

Frente a situaciones especiales aumento la dosis: un día muy estresante, signos de resfrío o gripe, voy tomando un gramo cada hora hasta llegar a los 10 gramos en un día. La teoría dice que si te pasás de la dosis necesaria, el cuerpo lo manifiesta con una ligera diarrea. Mientras esto no suceda, es que estabas necesitando esa cantidad de vitamina C.

Embarazo, lactancia y primeros años

Hay registros de pueblos originarios que favorecían una alimentación diferente a los recién casados (para concebir), a la embarazada, a la mujer que daba la teta y obviamente a los niños en sus primeros años. Las abuelas de mediados de siglo XX también insistían con ciertos alimentos cuando sabían de una jovencita embarazada. Pero, así y todo, esos conocimientos se han ido perdiendo con el correr del tiempo.

Si miramos la televisión, los fabricantes de lácteos nos querrán vender muchas cosas fortificadas con vitamina B9 (ácido fólico) y calcio extra.

Pero las principales deficiencias de micronutrientes durante esta etapa de la vida, van un poco más allá en la gran mayoría de los casos, ya que es muy bajo el consumo de DHA, hierro, yodo, y vitamina D, además del calcio y la B9.

Proteínas

Especialmente durante el **tercer trimestre**, la carencia puede producir un **bajo peso y tamaño** del feto, aunque un exceso de las mismas puede afectar al correcto desarrollo. Pero no te preocupes, es raro, muy raro que esto suceda (el exceso). Lo ideal sería tener una buena ingesta de carnes de cualquier animal (pescado, pollo, vaca, cordero, etc.) cada día en una de las comidas, junto con huevos (de 2 a 5 huevos diarios) y si tenés buena tolerancia digestiva, acompañar con legumbres y cereales integrales con un proceso adecuado (leé bien el apartado sobre el remojo y la fermentación). Los lácteos de buena calidad para quienes no sufran intolerancia también son una buena opción.

Grasas

Debe mejorarse la calidad de las mismas, sobre todo **aumentar la cantidad de poliinsaturadas**, en especial el **DHA**, que es fundamental en el **desarrollo del cerebro y la retina**.

La mejor fuente de Ácido Doicosa Hexanoico es el **pescado** en cuanto a los niveles de concentración, aunque como estos animales marinos lo extraen de las **algas**, consumir algas es interesante. El **huevo** también es una buena fuente de DHA, y por supuesto, una vez nacido, **la leche materna es la mejor fuente para el bebé**. La grasa de carnes de animales criados a pasto y aves criadas fuera de jaulas también ofrecen un buen aporte.

Alimentación en la lactancia

La lactancia presenta una gran ventaja: la naturaleza es sabia. La madre tendría que comer realmente mal para que el niño se vea afectado. En principio, **la leche se hará con lo mejor que tenga dentro la madre, y esto implica "vaciarla", por lo que una buena alimentación durante la lactancia es más para proteger a la madre que al niño**.

Necesitará de una mayor ingesta calórica, grasas de calidad, y minerales, además de agua. Repasando el libro podrás confirmar en dónde obtener esto: carnes, huevos, vísceras, cereales integrales, paltas, aceite de coco, frutos secos, etc.

Eso sí, cuidado con los lácteos: se ha demostrado que **el consumo de lácteos en la madre puede provocar cólicos del lactante**. Si esta situación acontece, hacé una quita estricta de lácteos y fijate qué sucede, pero buscá mantener buenos niveles de calcio, grasa y proteína.

No pretende éste libro ser un manual de puericultura, pero algunos datos no vienen mal: nada de dar la teta cada x minutos, ni de un lado primero y luego del otro, ni ninguna regla que vaya por fuera del instinto natural. ¿Te imaginás a una perra diciéndole a los cachorros que tomen una vez de cada teta diferente?

La lactancia, (está demostrado en la naturaleza misma y en estudios recientes) debe ser a demanda. Cada vez que el bebé pida, de donde la madre quiera, y el tiempo que ella decida. **"El bebé es un mamífero" de Michel Odent** es un excelente libro para empezar a informarse al respecto.

También se ha aceptado recientemente que la **lactancia exclusiva durante los primeros seis meses es por demás beneficiosa**, y continuar la lactancia hasta al menos los dos años es una de las mejores cosas que podés hacer por tu hijo si las condiciones te lo permiten. Vas a colaborar en su mejor desarrollo de **microbiota y sistema inmunológico**, formación de la **mandíbula** y salida de los **dientes** más pareja, buen **desarrollo del habla**, y un **vínculo con tu hijo** que sólo otra madre podría explicar.

Algunos estudios afirman que el **DHA dura hasta dos años en el cuerpo**, lo que implica que con lactancia hasta los 2, tu bebé estará cubierto hasta los 4 años de cualquier carencia alimentaria de este nutriente.

Primeros alimentos de bebé

Lo primero y principal: **cuando el bebé está listo para comer, aparecen los dientes**. Es biología pura... sin dientes no mastica, si no mastica no puede tragar sin riesgo. No hay que apresurarse. Muchas veces las abuelas comienzan a preguntar "Ay, cuándo va a comer la papa Carlitos..." y la respuesta es "cuando esté preparado, abuela". No permitas que nadie intervenga en un proceso de desarrollo natural, seguí tu instinto materno, confiá en eso. A medida que van apareciendo los diferentes grupos de dientes, el sistema digestivo está listo para cada cosa: las muelas, muelen el cereal, los caninos, desgarran la carne, los incisivos, muerden la fruta. Básicamente, cereales, proteínas y cosas crudas se pueden incorporar prestando atención a los dientes.

Pero más allá de eso, podemos ver en el reino animal cómo las madres otorgan alimentos pre-masticados a sus crías, y sin ponernos tan biológicos, podemos sí ofrecerle alimentos suaves y blandos. La **yema de huevo cocida** (al punto en que quede cremosa, no dura y seca) es un excelente aporte de nutrientes a partir de los 6 meses (27), así como la palta (aguacate) o las bananas (plátano). Pero **nunca alimentos procesados**, galletas, bizcochos, ni **nada que contenga**

gluten o azúcar. Estas cosas sólo atrofiarán su paladar y desequilibrarán su microbiota.

El secreto de todo es el método denominado *"baby-led weaning"* que sería algo así como el **"destete dirigido por el bebé"**, es decir, dejar que el pequeño decida cuándo y cómo dejar la teta e introducir otros alimentos.

¿Cómo se hace? Vas a encontrar videos divertidísimos en la red, pero básicamente es **cortar porciones lo suficientemente grandes como para que no se atragante**, pueda **agarrarlas** con la mano y **jugar** con su boca, y **ofrecérselas** en un plato. Nada más. A partir de ahí el bebé va a tocar, chupar, morder, escupir, tirar, reír como loco, y los agotados padres van a tener que limpiar todo después de cada comida.

Otro pilar es que la hora de comer sea la misma que la de los adultos. Acercar su sillita a la mesa familiar y darle las mismas cosas, cortadas, en un plato o cuenco... dejarlo que meta la mano, se la pase por la cara, lo pruebe... en fin. A nuestro hijo le habíamos comprado un delantal de plástico que lo cubría del cuello a las piernas, con mangas incluidas, para lavar menos ropa.

Esto **fomenta entre otras cosas la seguridad, la autoestima, el aprendizaje, el desarrollo cognitivo,** y sobre todo es muy divertido –además de agotador, claro.

También es importantísimo **evitar** todo eso que muchos pediatras recomiendan: los **postrecitos** y **yogurcitos para niños.** ¿Leíste ya los ingredientes? ¿Viste la **cantidad de azúcar** que tienen? ¿Y los **colorantes**? ¿Y todo lo demás?

Hay muchas formas de producir ese tipo de alimentos dulces y suaves en casa, mucho más nutritivos, con un costo mucho menor, y con la certeza de que le estás dando lo mejor a tu hijo.

Con respecto a los lácteos de origen vacuno, si hay lactancia no son necesarios para nada: es otro tema en el que te puedo hablar por propia experiencia. Cuando empezó a comer, le daba a mi hijo yogur casero, en poca cantidad, y recién a partir de los 3 años le permití incorporar ocasionalmente el queso.

Es cierto, como te conté en el capítulo de los lácteos, que hay adultos con mayor tolerancia que otros para digerirlos. Aún cuando vos seas de esos, el sistema digestivo de tu hijo es muy nuevo y le va a costar un poco más procesar la leche de un animal de 500 kgs., producida para su cría. Como decía el Dr. Díaz Walker, **cuando hay otitis, busque a la vaca...**(11)

Finalmente, **las golosinas**... otro tema para pelear con los abuelos, tías, etc. **Los niños no tienen ninguna necesidad de comer golosinas más que las que les creamos los adultos**.

Evitalas lo máximo posible. Dales frutas, frutas disecadas, postrecitos hechos con bananas u otra fruta dulce, en fin, todo lo que puedas hacer en casa.

Los picos en su glucemia no sólo producen inflamación afectando al sistema nervioso si no que además estimulan negativamente el hábito, habiendo generado ya en países como EEUU y México niveles inmorales de obesidad infantil y de enfermedades metabólicas como la diabetes en niños.

Si un día va al cumpleaños de un amiguito y se come todo lo que había a disposición, no es tan grave. El problema es cuando todos los días le estás dando cosas que no le hacen bien (refrescos, postrecitos, jugos industriales, caramelos, etc.).

Estudiá, informate, y adquirí la seguridad que te permita tener la firmeza suficiente para poner límite a los otros adultos que estén interfiriendo negativamente en la alimentación de tu peque.

Vas a notar la diferencia cuando escuches que sus amiguitos están con gastroenteritis, sinusitis, otitis, colitis y otras itis... si tu hijo no come golosinas industriales, no se excede con los lácteos y tiene una alimentación sana y natural, esas cosas las vas a ver de lejos nada más. Tendrá un resfrío o gripe cada tanto como todo el mundo, pero se va a recuperar con gran velocidad y tendrá una infancia y desarrollos muy saludables.

La actividad física

Ya nos vamos acercando al final del libro y no podía faltar un apartado para la actividad física.

¿Por qué? Sencillamente porque una vida "natural" no podría ser tal con cuerpo más de 8hs sobre una silla todos los días.

Pensá que hasta hace 100 años, todas las personas tenían una **gran demanda de actividad física**, pero la vida moderna nos ha llevado a pasar muchísimas horas sentados, con las rodillas en un ángulo de 90°, con un libro o una **pantalla luminosa a unos 60 centímetros de nuestro rostro**.

Pero **nuestros cuerpos**, básicamente, **no han cambiado en los últimos miles de años**: un poco menos peludos, un poco más estilizados, pero nada más.

Entonces, si bien seguimos en camino evolutivo y quién sabe cómo serán los humanos del año 3000, viendo los últimos siglos podemos pensar que más o menos iguales. Y por eso **tu cuerpo requiere un cierto mantenimiento**: hay que ponerlo a dormir, llevarlo al baño, darle de comer, y también, **moverlo**.

La única forma de mantener un metabolismo eficiente, una salud relativamente fuerte, e incluso un estado de ánimo adecuado, es moviéndose.

De acuerdo a diferentes teóricos del asunto, podrías necesitar dos días a la semana, tres días a la semana o incluso todos los días, un poco, un poco más, o mucho ejercicio. Dependerá por supuesto, de tu **carga genética**, que es la que define entre otras cosas tu **contextura** y tu **velocidad metabólica**.

Yoga, calistenia, levantar pesas, artes marciales, tenis o natación, lo que sea que te guste y te motive, todo eso está muy bien. Lo importante es moverse. Claro que a veces puede ser insuficiente: depende de tus objetivos y de tus capacidades.

No es la misma actividad la requerida para tonificar el cuerpo que para bajar de peso. Si tenés 30 kgs de más, ir a natación difícilmente ayude a bajarlos, y salir a correr puede destruir tus articulaciones: un caso así requiere entrenamiento de fuerza de forma progresiva y un adecuado acompañamiento alimenticio.

Quizás aún no hayas descubierto qué es lo que te gusta. Como te decía, el cuerpo humano es capaz de muchas cosas... quizás te gustaría mucho trepar árboles, pero está mal visto un hombre de 30 años subiéndose al árbol en una plaza públcia... entonces podrías ir a un club de escalada o probar en el patio de tu abuela.

El músculo como órgano metabólico

A principios de los años 2000, se descubrió que el músculo no sólo sirve para hacer fuerza, sino que también es un gran productor de hormonas, que interactúa con todo el sistema metabólico y también con el cerebro.

Tiene además una función estructural: mientras más fuertes sean tus músculos, más protegido estará tu esqueleto. Es por esto que en la tercera edad hay tantas fracturas: al perder músculo, el hueso queda más expuesto, soportando más peso y tensión, y junto con la descalcificación propia de una mala alimentación, el resultado es esperable.

Se dice que perdemos fuerza al envejecer, pero ¿no será que envejecemos al perder fuerza?.

El entrenamiento de fuerza (con pesas o calistenia) beneficia a músculos, huesos y metabolismo, no importa la edad ni el género; tampoco hace falta llegar a extremos o convertirse en fisicoculturista: basta con mantener el tono y la masa muscular en niveles óptimos de salud.

La lista de la compra

Para empezar a comer bien, es fundamental que cuando abras la alacena o la heladera (o el refri), te encuentres con alimentos de calidad, ya que cuando el hambre ataca, comemos lo que tenemos.

Hay muchísimos alimentos que podrías comprar, y tantísimos otros que deberías dejar de comprar (releé el capítulo ***Eliminando lo que te hace mal***), pero aquí decidí dejarte una lista de "básicos" que sería conveniente que no falten en casa.

Materia grasa:
- Aceite de coco extra virgen
- Aceite de oliva de primera presión en frío
- Ghee

Ingredientes generales
- Sal rosada (fina y gruesa)
- Especias: un buen curry, pimentón, cayena, jengibre, canela, comino, coriandro, etc.;
- Hierbas: orégano, tomillo, perejil, eneldo, romero, etc.
- Cacao puro
- Harina de algarroba
- Miel

- ☐ Coco rallado
- ☐ Farinha (Harina) de mandioca
- ☐ Harina integral de trigo orgánico

Legumbres y cereales
- ☐ Arroz integral
- ☐ Quinua
- ☐ Trigo sarraceno
- ☐ Mijo
- ☐ Avena
- ☐ Porotos (frijoles) negros
- ☐ Arvejas (guisantes o chícharos)

Otros:
- ☐ Frutos secos: nueces, pecanas, cajú, almendras.
- ☐ Pasas (de uvas, de higos, de ciruelas)
- ☐ Infusiones: café orgánico, té matcha, té verde, café en granos, manzanilla, cedrón, etc.; *yerba mate orgánica si estás en Argentina o Uruguay*

Preparados en casa
- ☐ Chucrut (y otras verduras lactofermentadas)
- ☐ Caldo de huesos
- ☐ Tíbicos (kéfir de agua)
- ☐ Yogur griego

Ingredientes frescos

- ☐ Huevos de campo
- ☐ Pollo
- ☐ Pescado
- ☐ Carne vacuna
- ☐ Frutas y hortalizas

Suplementos

- ☐ Levadura Nutricional
- ☐ Maca Peruana
- ☐ Polen de abejas
- ☐ Spirulina
- ☐ Vitamina C (ácido ascórbico o ascorbato)

Conseguir una buena tienda de **verduras** es importante, y sobre todo, hacerte amigo del verdulero: eso te garantiza mejores verduras cada vez. Aprender a elegirlas también es importante. El proceso desde su recolección hasta la llegada a los comercios es largo y ya están bastante desvitalizadas; si además elegís las más viejas, prácticamente ningún nutriente llega a tu mesa.

Claro que **si tenés un pedacito de tierra en tu casa, cultivar tus propios vegetales va a ser lo mejor**. Algunos requieren muy poca destreza y mantenimiento, como por ejemplo, todo lo que sea hojas verdes: acelga, espinaca, kale, pak choi, rúcula, lechuga... prácticamente crecen solas si les das buena tierra y un poco de agua.

Con todo eso, es decir, alacena completa y heladera llena, vas a tener la posibilidad de **llevar a buen puerto casi cualquier receta "saludable"** y entonces **cocinar se vuelve mucho más fácil.**

Planificar el menú semanal es muy útil: dejar en remojo legumbres, cereales, frutos secos y semillas; tener lavados y escurridos los vegetales de hojas; dejar filetes, milanesas y hamburguesas freezadas, en fin, todo lo que te permita preparar un plato en el menor tiempo posible.

Herramientas de cocina

Finalmente, **cocinar es más fácil si tenés con qué.** Comprar desde cero todos los utensilios y batería de cocina puede ser muy costoso. Lo mío fue un proceso gradual, en el que iba incorporando cosas a medida que me daba cuenta de que las necesitaba. Lo primero y fundamental, **lo que más uso y que incluso llevo cuando viajo**, son tres cosas: **cuchilla** tipo santoku, **tabla** de picar y **mixer** de mano.

La cuchilla es todo un tema... en años de ver cocinar a amigos y familiares descubro con sorpresa que hay gente capaz de picar cebolla con un cuchillo de mesa tipo "serrucho" y se me estruja el corazón de cocinero.

Para picar y rebanar, usás un cuchillo, para deshuesar y cortar, otro, para limpiar los vegetales, otro más... Cuando **usás las herramientas adecuadas**, o al menos, las más aptas dentro de las que tenés, el proceso se vuelve **más fácil**, más amigable, y eso te incentiva a seguir haciéndolo.

Si tuviera que tener un solo cuchillo, creo que el santoku es el mejor. **El corte tipo santoku te ofrece versatilidad** para cortar, rebanar, y picar todo tipo de alimentos. Una tabla de buena calidad, lisa, es importante también para que los cortes sean precisos. Prefiero las de bambú, pero de alguna madera dura o incluso las de nylon pueden servir, aunque **es importante** en esos casos **no utilizar cuchillos con dientes** tipo serrucho, porque **aserrás la tabla**, y esa pequeña viruta pasa a la comida, y además dejás hendijas ideales para acumular bacterias que podrían ser perjudiciales.

También hay que tener en cuenta **que la tabla que usás para carnes no deberías usarla para vegetales**, para evitar la contaminación cruzada: las bacterias de la carne morirán en el fuego, pero si cortás en esa tabla vegetales que vas a comer crudos... bueno, podría haber problemas.

El mixer de mano es ideal para preparar licuados, salsas, emulsiones, mayonesas, pasta para creppes, waffles y hot cakes; es **fácil de lavar, fácil de usar y ocupa poco espacio**. Si comprás marcas buenas y de muchos watts (arriba de 700 preferentemente), son duraderos. Yo he destruido sólo 2 en 10 años, y el tercero es el que más está durando, aunque ya me está pidiendo un cambio. Si podés comprar uno con accesorios (recipiente picador, varilla batidora) son muy útiles.

Con respecto a las **ollas y sartenes**, lo mejor es el **acero inoxidable.** El acero de doble o triple fondo te permite cocciones más parejas y evita que se peguen los alimentos.

Las ollas hechas de **aluminio**, con la exposición prolongada al calor **desprenden sus partículas** que van a parar a la comida y de ahí a tu cuerpo produciendo **daños a largo plazo**, y reduciendo tu calidad de vida en el corto plazo, ya que el hígado tendrá más trabajo a la hora de depurar la sangre. Hay excepciones: el aluminio anodizado tiene mucho mayor resistencia y si no empleas fuego muy fuerte ni sustancias ácidas, parecería ser bastante seguro.

El teflón viene recubierto con BPA u otros plásticos similares, que también se van desprendiendo en la comida, hasta que empieza a despredenrse teflón.... todo tóxico y nada recomendable.

Las sartenes y woks de chapa están buenos tanto para freír como para saltear o preparar tortillas o huevos revueltos. En general son delgados y transmiten el calor de forma más rápida que el acero inoxidable, y eso permite lograr mejores sellados, pero para cocciones largas no son tan buenos porque tienden a quemar o pegar los ingredientes.

Una sartén de acero inoxidable o revestida en piedra o cerámica con doble o triple fondo está muy bien para tortillas altas o cocciones más largas como cebollas caramelizadas que en una sartén de chapa pueden llegar a pegarse o quemarse.

Por último, uso una **plancha de hierro de fundición** para hacer huevos, verduras grilladas cortadas finitas y hot cakes, porque salen como en ningún otro lado.

Una balanza digital es muy útil si vas a hacer preparaciones que requieran precisión, como el pan de masa madre, o si aún no te familiarizaste con las cantidades mínimas de proteína que deberías consumir para preservar tu salud.

Con el tiempo y la experiencia, y si el gusto por la cocina es fuerte, vas comprando cada vez más cosas que en realidad no necesitás pero son muy prácticas. Una olla de cocción lenta, una licuadora potente, buena mandolina, diferentes tipos de cuchillos, diferentes tipos de moldes, utensilios específicos, bowls, fermentadores, etc.

RECETAS ESENCIALES

No podía faltar en este libro, un recetario básico. No quiere decir esto que sean preparaciones muy fáciles, sino que son la base de la cocina de la **Alimentación Adaptativa Natural**.

Se trata de algunas preparaciones y alimentos que considero no deberían faltar, y un par más que agrego sólo a modo de ejemplo y para que tengas alguna cosa distinta y divertida para comenzar.

Algunas de ellas tienen un código QR para que puedas acceder a un video o explicación más detallada.

Caldo de huesos

No sólo es fuente de sabor y nutrientes, sino que además es un alimento que sana. El colágeno y los minerales de los huesos liberado en el caldo, ayuda a recuperar la mucosa intestinal, corrigiendo problemas del aparato digestivo y el mismo colágeno es excelente para las articulaciones y la piel.

Es muy efectivo también para los resfriados. No es ningún invento moderno, el caldo de huesos era cosas de nuestras bisabuelas, y esas señoras sí sabían de comida.

Para preparar este caldo lo ideal sería contar con una olla de cocción lenta, ya que podés programarla y dejarla hacer su trabajo durante muchas horas sin preocuparte. Pero cualquier olla de acero fuerte va a andar bien, lo mismo que una olla a presión de vapor.

La cocción lenta es la clave en todos los casos: fuego vivo hasta que hierva y luego bajarlo al mínimo y cocinarlo 8 a 12 horas en una olla común, o de 3 a 4 horas en una olla a presión. Podés apagar el fuego, irte a dormir, y continuar cocinándolo al día siguiente.

Puede hacerse con huesos de "cualquier bicho que camina". A huesos más grandes, más horas de cocción.

Ingredientes:

- Huesos cocidos

- Una cebolla entera
- 4 dientes de ajo
- 1 trozo de alga kombu
- Algunas hojas de kale
- 1 zanahoria entera
- 1 ramita de romero
- 1 Rama de apio con sus hojas
- Muchos condimentos: cúrcuma, pimentón, cayena, paprika, jengibre, coriandro, etc.;
- Hierbas: perejil, orégano, tomillo, laurel, etc.;
- 1 cda. sopera de vinagre de sidra de manzanas
- 1 cda. de sal rosada
- Agua hasta donde se pueda

A mí me gusta dejar los huesos en agua con vinagre al menos una hora; luego agrego todos los ingredientes y comienzo la cocción.

Fuego fuerte primero y luego cocinarlo mucho tiempo a fuego mínimo.

Con respecto a los ingredientes, los únicos indispensables son huesos, agua y vinagre; la función de este último es la de acidificar la mezcla para permitir a los huesos liberar sus nutrientes en el agua.

Te das cuenta de que el caldo está a punto cuando sacas un huesito y lo rompes con facilidad con las manos. Entonces lo colás, y una vez que se enfría, lo pasás a la heladera (refrigerador). Dependiendo de la cantidad de colágeno, **el caldo se empieza a gelatinizar** al enfriarse o bien al día siguiente.

A mí me gusta sacarle la capa de grasa que se forma en la parte superior, puede resultar un poco pesada para la digestión.

Utilizo unos moldes para muffin de siliconas para racionar el caldo y freezarlo, luego los saco y los paso a bolsas para freezer. De esta manera ocupan menos espacio y están siempre disponibles para cocinar el arroz, la quinua o para agregar en una salsa, guiso o estofado, o tomarse una taza como aperitivo.

Yogur

 Sí! Hacer yogur en casa es fácil y no hace falta tener una de esa yogurteras con forma de OVNI que nos tocó ver en los años 80's.

Siempre que no tengas problemas para digerir los lácteos, alergias, o mucosidad excesiva, **el yogur hecho en casa es un gran alimento**.

Tiene los tres macronutrientes: carbos, proteínas y lípidos, y además **es un alimento vivo**, que colabora con el bienestar de tu microbiota, con las consecuencias que esto trae: **mejora de la función intestinal y mejora del sistema inmunológico**.

Además, haciéndolo en casa, evitás elementos indeseados como el azúcar, la gelatina, los colorantes, estabilizantes y otras cosas que tiene el yogur de supermercado. Y además, es mucho más económico.

Vamos entonces con la receta:

Ingredientes:

- 1 litro de leche entera
- 1 cda. sopera de yogur (el más natural que encuentres)

Utensilios:

- 1 cacerola para hervir la leche
- 1 recipiente con tapa para trasvasarla
- 1 termómetro
- 1 frazada o toallón

Ponés a hervir la leche. Cuando hierve apagás el fuego y pasás la leche al otro recipiente.

Esperás unos 15 a 20 minutois para que baje la temperatura y se encuentre **entre 58 y 62 grados**. Fuera de ese rango, los lactobacilos morirán (calor) o no se reproducirán (frío).

Agregás la cucharada de yogur, revolvés bien, tapás y envolvés con la frazada o toallón y dejás **reposar durante al menos 8hs a temperatura ambiente**.

Al cabo de ese tiempo, quitás el abrigo y guardás **refrigerado durante otras 8hs** para que se estabilice. Ya tenés listo tu yogur.

Ahora, si lo que querés es algo realmente delicioso, te propongo **drenar el suero** de la siguiente manera: poné un lienzo (una tela de algodón, puede ser una servilleta, un pedazo de sábana, etc.) sobre un colador de pasta, y el colador en una cacerola.

Pasá el yogur dentro del lienzo, lo tapás doblando el lienzo sobre sí y le ponés un plato con un peso encima... y lo dejás drenar durante algunas horas, hasta obtener una textura de queso crema.

Queda buenísimo, lo podés usar tal y como usarías un queso untable, o podés rebajarlo con agua para hacer un yogur bebible, podés usarlo para hacer helados, licuados, salsas para acompañar las ensaladas, o hasta un cheese cake.

Ghee

La India ha realizado al mundo incontables aportes, siendo quizás el Yoga el más reconocido. Otro gran aporte ha sido el Ayurveda, cuya traducción sería algo así como "La ciencia de la larga vida": un conjunto de conocimientos médico-gastronómicos que entre otras cosas, determina qué deberían comer los distintos tipos de personas para estar sanos.

El ghee es un alimento ayurvédico clave, utilizado extensamente en la gastronomía de India, y cada vez más en el resto del mundo gracias a la apertura cultural producida en el último medio siglo.

En la cultura hindú se lo considera **capaz de curar y recomponer los más diversos estados de desequilibrio físico y mental**, pero esta creencia no es una cuestión mitológica si no que muchos estudios realizados le han dado fundamento.

El ghee es una manteca (mantequilla) clarificada, pero en vez de interrumpir el proceso una vez separados los sólidos de esta grasa, se continúa la cocción hasta que estos se tornan marrones, retirando la espuma **y dejando evaporar el agua de la manteca durante una cocción lenta y prolongada**.

Se obtiene así una especie de aceite, que al tomar temperatura ambiente en nuestras latitudes se solidifica, aunque en veranos tórridos se vuelve líquido otra vez.

Al eliminarse por la cocción las enzimas y bacterias, **el ghee se torna incorruptible** aún sin refrigerar.

De hecho, mientras más antiguo sea, mejor es. Según los textos clásicos de Ayurveda, el ghee no debería consumirse sino recién **después de los 6 meses de preparado**, aunque es **al año cuando se convierte en *purana ghee*** o *purana ghrita*, y considerándose los mejores y más potentes aquéllos que tienen 10 años o más de antigüedad.

En principio **lo utilizás como materia grasa para cualquier receta** que así lo requiera: reemplazando al aceite o la manteca (mantequilla).

Su punto de saturación es bien elevado, por lo que admite frituras sin producir ácidos grasos trans.

También viene muy bien como aderezo, para agregar una cucharadita al café y batirlo o para incorporar a licuados, salsas, sopas y guisos. El pescado salteado en ghee queda increíble.

Hay muchísimos estudios que fundamentan las **propiedades curativas del ghee**, tanto sobre la **hipercolesterolemia** (20), la **psoriasis**, la **epilepsia** (21), las **enfermedades coronarias**, como antidepresivo e incluso como **cicatrizante**.

Por todo esto, y por su sabor inigualable, el ghee es una gran materia grasa que **no debería faltar en tu cocina**, ya sea que estés en India o en el Río de la Plata. El procedimiento para hacerlo es sencillo, aunque toma algo de tiempo:

Ingredientes:
- 500 grs de manteca (mantequilla) de la mejor calidad

Utensilios:
- Sartén de fondo grueso
- Cuchara de madera
- Colador
- Lienzo o tela muy fina
- Frasco de vidrio

Preparación:

En una cacerola o sartén realmente gruesa poné a derretir la manteca (mantequilla). Una vez que está en estado líquido, poné el fuego bien bajo. Este proceso puede llevar alrededor de una hora. Una vez que empiece a hacer espuma, continuás con el proceso separando la espuma con una cuchara de madera, para poder ver el fondo. Vas a observar unas pequeñas bolitas, los sólidos, que comenzarán a tostarse.

El ghee va a empezar a hervir, y es importante que nunca salga humo: mantené el fuego muy bajo y constante. Cuando los sólidos del fondo comiencen a ponerse de un color marrón, ya está listo –¡No deben quemarse!-

Dejá que se enfríe bien, pasalo a un frasco mediante un colador con una gasa o tela muy fina y una vez que se enfríe podés taparlo y guardarlo refrigerado o a temperatura ambiente.

Sauerkraut (chucrut)

Conocido en estas tierras como "chucrut", no es otra cosa que repollo (kraut) ácido (sauer). Este invento alemán es otro **gran aliado de tus intestinos** por tratarse de un alimento vivo, lleno de bacterias beneficiosas y una **gran fuente de vitamina C,**

al punto tal que ha sido responsable de salvar la vida de millones de marinos que entre los siglos XV y XIX cruzaron el mar con pocas posibilidades de llevar frutas y verduras frescas. Hasta que incorporaron el chucrut (o los limones en otros casos), las tripulaciones llegaban diezmadas a causa del escorbuto.

La preparación del chucrut es bien simple, sólo requiere un poco de atención.

Ingredientes:

- 1 repollo
- Sal rosada o marina fina
- Agua

Utensilios:

- Tabla de picar
- Frasco de boca ancha
- Bowl

Y uno de los siguientes:

- Cuchilla afilada
- Rallador grueso
- Mandolina

Primero reservá una o dos hojas grandes y lindas del repollo. Luego, a cortar en cuartos el repollo y, o lo picas finito o lo cortas en tiras bien finitas a cuchillo, o podés rallarlo o pasarlo a rebanadas por una mandolina. **Lo importante es que te quede lo más parejo posible**.

Una vez procesado, lo ponés en un bowl y le agregás 10 grs de sal por cada kg de repollo. Si no tenés balanza, calculá una cucharada sopera de sal para un repollo grande, aproximadamente. Ahora, con las manos vas a estrujar el repollo para que largue su jugo. Unos 5 minutos de sobar, apretar y revolver a mano el repollo bastarán para que largue todo su jugo y recolecte algunas bacterias de tus manos además de las propias que hay ya en las hojas.

Esto lo pasás a un frasco y lo apisonás para que quede lo más comprimido posible: **lo importante es que el repollo no quede en contacto con el aire**, porque queremos desarrollar bacterias anaeróbicas. A continuación, ponés por arriba esas hojas que separaste para que quede uniforme la superficie, y además podés agregarle una piedra o trozo de marmol o granito (recomiendo hervirlo unos minutos antes). Una vez que ves que todo el repollo está sumergido en agua, podés ponerle una tapa o un lienzo atado con un hilo, y lo dejás en un **lugar oscuro y tranquilo**.

Podés revisarlo cada dos o tres días y **ver el que el repollo continúe sumergido**. Si lo hubieras hecho en frascos pequeños, podés cubrir con aceite de oliva la parte superior para separarlo del oxígeno, y luego taparlo.

El chucrut **estará listo dentro de los 7 a 20 días**. Es decir, a partir del día 7, ya podemos considerarlo chucrut, pero si lo dejás más días, va a haber un relevo de bacterias bastante importante, enriqueciendo aún más la preparación.

Copos de avena

En general las personas que llevamos una alimentación natural hemos comenzado a comer copos de cereales en algún momento con la idea de que eran saludables, o también avena prácticamente sin cocción con la misma idea.

Como te conté en alguna parte de este libro, **los cereales deberían ser remojados para reducir su contenido de ácido fítico y de esta manera mejorar la absorción de minerales**, y la avena y el maíz no son la excepción. Los copos de maíz, aún esos sin azúcar de la conocida marca, son granos de maíz inflados y aplastados con calor, motivo por el cual es muy probable que contengan ácido fítico, además de ser producto de la agricultura transgénica, con mayor cantidad de proteínas inflamatorias y que regularmente utiliza químicos como el glifosato.

Si no tenés problemas intestinales, estos copos de avena en cantidad moderada pueden funcionar para acompañar un desayuno o snack de yogur, nueces y alguna fruta como arándanos.

En un bowl ponés en remojo una taza de avena arrollada (si conseguís orgánica mejor). Sería muy bueno agregarle una cucharadita de harina de centeno o de trigo sarraceno, que tienen altos niveles de fitasa, la enzima que ayuda a desactivar el ácido fítico.

Si tenés alguna bebida fermentada como suero de leche (que obtenés drenando el yogur), tíbicos, kombucha o vinagre de sidra de manzana orgánico, podés ponerle un chorrito para acelerar el proceso fermentativo. Lo dejás todo en remojo entre 10 y 24hs (yo uso 100 grs de avena y cubiertos de agua).

Lo colás para quitar el excedente de agua (podés estrujarlo dentro de un lienzo) y podés agregar miel, coco rallado, cacao, extracto de vainilla, harina de algarroba, o cualquier otro saborizante natural.

Mezclás muy bien y esparcís esa pasta en una asadera enmantecada, y la llevás a horno muuuy bajito durante 15 a 30 minutos.

Andá probando, va a depender de la potencia de tu horno, pero estará lista cuando se haya vuelto una especie de galletita, bien crocante.

Entonces la rompés con la mano en pedacitos y los guardás en un recipiente hermético con tapa una vez que se haya enfriado.

Masa madre

¡El pan! Qué cosa maravillosa el pan. ¿A quién no reconforta un pedazo de pan recién hecho? Pero como ya te conté anteriormente, no podemos andar por ahí comiendo cualquier pan. Sólo podés **amasarlo y hornearlo por tu cuenta**. Si bien podrías hacer un pan integral con levadura (de hecho yo lo hice durante años), **la mejor forma de comer pan es fermentando la masa**.

En esta receta, lo que vas a utilizar es una mezcla de harina blanca y harina integral, porque será mucho más fácil obtener buenos resultados si sos principiante. La idea es que te pases gradualmente a harina integral orgánica 100%, y que no consumas todos los días ni de forma excesiva.

Lo primero es generar la mismísima masa madre, y para esto vas a utilizar dos ingredientes: harina y agua. Preferentemente harina de centeno, pero si no tuvieras, harina integral de trigo funciona igual.

Día 1: Vas a poner en un frasco 100 gramos de harina y 100 gramos de agua, lo dejás 24hs a temperatura ambiente en un lugar oscuro cubierto con una tela que respire o con un pedacito de film al que le hacés unos agujeritos.

Día 2: Pasadas las 24hs, revolvés con una cuchara y dejás otras 24hs de la misma forma en el mismo lugar.

Día 3: revolvé y agregá nuevamente 100 de agua y 100 de harina, volvé a dejar de la misma forma y en el mismo lugar por 24hs más.

Día 4: tu masa madre ya está lista. Podés a partir de ahora guardarla en la heladera y alimentarla por lo menos una vez por semana, con un poquito de harina y agua.

Este proceso tenés que hacerlo sólo una vez, no cada vez que quieras hacer pan. A partir de ahora, teniendo tu masa madre lista, sólo necesitás sacarla de la heladera, darle una "refrescadita" (100 de agua y 100 de harina) y esperar una hora aproximadamente a que tome temperatura ambiente. Cuando uses la masa madre, de lo que te quede en el frasco, si está oscura o tiene olor fuerte, tirá la mitad, y reemplazala por harina y agua en partes iguales. De esta manera evitás la sobrefermentación. Si la guardás fuera de la heladera, siempre en lugar oscuro, tenés que alimentarla todos los días.

Pan de Masa Madre

 Esta receta es el fruto de haber tirado muchos panes. También lo es del deseo de superarme, de no rendirme y de disfrutar de la cocina.

Vamos a utilizar las proporciones de panadero:

- 70% harina integral
- 30% harina 000
- 70% agua
- 20% masa madre
- 2% sal rosada

Las proporciones tienen que ser exactas (bueno, de masa madre podés pasarte un poquito y no habrá problema), y para esto necesitamos una balanza.

Es la única herramienta que no puede faltarte para empezar con esta receta. Si conseguís "expertise" en el tema, algún día podrás usar tazas u otras medidas, pero para comenzar, es necesaria una balanza digital.

En esta receta, las medidas se traducen así:

- 280 grs de harina integral
- 120 grs de harina 000
- 280 grs de agua
- 80 grs de masa madre
- 2 grs de sal

La masa madre tiene que estar bien activa. Esto es, que logre duplicar su volumen en menos de 5 hs en invierno, o en menos de 3 hs en verano. Intentar esta receta con una masa madre que no consiga esto es tirar tiempo e ingredientes.

Primero:
Mezclá las dos harinas y agregá el agua. Integrá completamente y dejá reposar en un bowl tapado durante una hora.

Segundo:
Agregá la sal y la masa madre. Integrá todo en el bowl, yendo desde los bordes hacia el centro. Dejá reposar media hora en un lugar cálido (18 a 20 grados. Yo la dejo sobre el calefactor con el piloto encendido en invierno, o arriba de la alacena en verano).

Tercero:

Amasá entre 5 y 10 minutos con la técnica del amasado francés (podés verlo en el video que acompaña a esta receta). Hacé pliegues: estirás la masa, doblás un tercio sobre sí, luego el otro tercio (también lo explico en el video) y dejá reposar cubierto media hora en el mismo lugar.

Cuarto:

Poné el temporizador de tu teléfono para darle los pliegues cada media hora durante dos horas (en total, 4 pliegues)

Quinto:

Luego del último pliegue, dale forma y ponelo sobre un lienzo enharinado en un molde, bowl, banetton, etc. y dejalo reposar entre una y dos horas.

Sexto:

Pasado este tiempo, refrigeralo 1 hora. Podés dejarlo hasta 12 hs sin problema

Séptimo:

Precalentá 10 minutos el horno, sacá el pan de la heladera/refrigerador, pasalo a una asadera, fuente, bandeja, etc. y con un cuchillo afilado o gillette, hacele uno o dos cortes longitudinales.

Para un pan de 750 grs necesitás 16 minutos de horno bien fuerte (210° C aprox) y 16 minutos de horno moderado alto (170/180° C). Si el pan es más grande o más chico, lleva más o menos minutos... hay que ir probando.

Luego, apagás el horno y lo dejás 15 minutos adentro con la puerta semiabierta.

Finalmente ponelo sobre una rejilla (para que no se humedezca por debajo) y esperá a que se enfríe para cortarlo.

Aclaración: en veranos tórridos el tiempo de espera entre un paso y otro puede reducirse, hay que estar atentos a los aromas; en invierno, si no tenés muy calefaccionada tu casa, quizás te demande más tiempo.

Secreto: a las primeras preparaciones, en las que la masa madre aún puede no tener fuerza, podés ayudarla agregando junto con ella levadura fresca: una pizca del tamaño de una lenteja.

Confesión: cuando empecé, tuve que tirar no menos de 6 panes hasta que obtuve algo más o menos decente.

Hot cakes de trigo sarraceno

 Hace años me acostumbré a tener estas tortitas siempre a mano. Generalmente el fin de semana hago muchas y las pongo al freezer, y durante la semana las voy sacando para la merienda de mi hijo.

Pueden hacerse dulces (agregando bananas maduras a la mezcla), saladas (agregando espinacas o calabaza y especias) o neutras (la receta que te doy ahora). De esta manera pueden servir de merienda o desayuno, o como snack con palta, chucrut, huevo y alguna otra cosa.

Ingredientes:

- 1 taza de trigo sarraceno remojado durante al menos 8hs
- 3 huevos (de campo si es posible)
- 2 cdas de aceite de oliva o mantequilla
- 1 cdta. de bicarbonato de sodio

Dejá el trigo en remojo toda la noche para desactivar el ácido fítico y deshacerte de gran cantidad de saponina con un buen enjuague: lava y descarta el agua hasta que ésta salga limpia, unas 5 o 6 veces.

Una vez que tenés el trigo colado, lo pasás al vaso del mixer o licuadora, y ahí agregás los huevos, el aceite y el bicarbonato. Podés obtener una mezcla más liviana para hacer creppes agregando agua o leche de coco.

Mixeá todo hasta obtener una pasta y en una plancha de hierro fundido bien caliente, vas agregando la mezcla.

Cocinás durante un minuto o menos, hasta que puedas despegarlas con facilidad usando una espátula de acero, y das vuelta y cocinás del otro lado... y así hasta terminar. Vale usar una wafflera también!

Podés prepararlas con miel, yogur, mantequilla de frutos secos, jarabe de arce, bananas, y si no, les ponés palta pisada, kale salteado, crema de zanahorias, huevo revuelto, jamón serrano, en fin... de la forma que más te guste.

Tahini

Esta pasta de sésamo **tradicional de la cocina de oriente** es muy rica, nutritiva y se puede usar en muchas preparaciones. En Argentina **suele ser un producto caro**, pero atenti, que todo tiene solución: **si tenés una buena procesadora,**

podés obtener tu tahini por un 10% del valor comercial de la misma.

La receta es muy simple: sésamo blanco, lo procesás en licuadora bien potente hasta obtener una harina (o podés mejorar este paso en un molinillo de café). A esa harina la continuás procesando mientras agregás aceite de oliva de primera presión en frío hasta obtener una textura cremosa.

Ideas para cocinar

Así como te acerqué algunas recetas básicas de cosas que siempre preparo en casa, quería darte también algunas pocas ideas de cómo combinar diferentes alimentos para armar una buena comida. Es simplemente un ejemplo para que expandas tu imaginación y proyectes tus propias combinaciones.

En www.alimentacionnatural.com.ar, mi sitio web, vas a encontrar muchas recetas.

Ejemplos de desayunos

Una buena manera de comenzar el día en casa es con una tortilla de dos huevos, bananas, coco rallado y maca;

También huevos revueltos con alguna compota de membrillo o pera (poca cantidad) o hot cakes de trigo sarraceno con yogur y alguna fruta.

Otra opción es una rebanada de pan de masa madre con huevos revueltos y palta pisada, y unas fetas de jamón crudo o panceta si conseguís de buena calidad (artesanal, sin colorantes ni conservantes, de cerdos criados en libertad).

Generalmente acompaño el desayuno con una taza de café orgánico o té matcha, batidos con ghee o aceite de coco.

Ejemplo de comidas principales

Podés marinar filetes de pollo o merluza en una mezcla de jugo de limón, salsa de soja, aceite de oliva y especias; pueden pasar dos o tres días refrigeradas sin problema y se hacen muy rápido en una sartén de fundición.

Tener en el freezer milanesas o hamburguesas, o porciones individuales ya pesadas de pechuga de pollo u otras carnes cortada en daditos también te permite preparar una comida de forma muy rápida, combinándola con verduras cocidas que podés conservar refrigeradas varios días (ratattouille, por ejemplo, o papas, calabaza, hinojo o boniato horneados).

Una buena porción de ensalada bien variada, en la que puedas combinar: lechuga, rúcula, apio, manzana verde, tomates, zanahorias, y algún probiótico: chucrut, kimchi, u otro vegetal fermentado.

Si optás por no comer carne, un plato bien sustancioso consiste en combinar quinua con porotos negros (revisá el capítulo sobre el remojo y el ácido fítico), con batatas al horno y palta, todo muy condimentado y aceitado y uno o dos huevos hervidos o revueltos.

Una salsa a base de yogur, rebajada con agua, aceite de oliva y ciboulette picado puede aderezar muy bien ensaladas agregando grasas y probióticos

Te recomiendo incorporar vegetales crudos y fermentados para un buen contenido enzimático y vitamínico en todos los mediodías, y evitar las carnes rojas y comidas muy copiosas en las cenas.

¿Te gustan los frutos de mar? Limpiá bien unos langostinos o camarones y hacé un salteado largo junto con hongos frescos, verdeo o puerro y tomates frescos, y si tus intestinos funcionan bien y no tenés problema como el gluten, aparte cociná al dente una buena pasta 100% de sémola de trigo candeal, luego incorporala a la preparación para terminar de cocinarla e impregnarla de sabores. Que la pasta no sea el principal ingrediente, sino un 30% del plato.

Como verás, son preparaciones fáciles y que no tienen ingredientes extrañísimos... simplemente es buena comida casera que se puede hacer en minutos con la siguiente fórmula: proteína, grasas, fibra y algo de carbos, utilizando ingredientes que no sean industrializados.

Es de vital importancia que escuches a tu cuerpo para darle lo que necesita y no sobrecargar sus funciones. Si prestás atención, te vas a dar cuenta de qué combinaciones te caen mejor, o cómo impactan las legumbres, cereales, gluten o lácteos en tus intestinos, y con base en esa información, vas a ir corrigiendo tu menú hasta encontrar el que sea óptimo para vos.

Palabras Finales

¡Felicidades! Llegaste al final del recorrido. Espero que no haya sido muy tedioso leer tantas páginas sobre alimentación. Quizás hubiera sido más divertido leer una novela, pero **si tuve suerte, este libro te va a servir para mejorar tu calidad de vida**, aunque sea un poquito.

Personalmente, empezar a cocinar, prestar atención a lo que como, escuchar a mi cuerpo y elegir de manera más consciente mis alimentos, son **decisiones que me han permitido sentirme mejor en muchos aspectos**, y mi experiencia, junto con la devolución que me han hecho mis alumnos y consultantes me ha convencido de que **nuestra relación con la comida** es para todas las personas, una de las cosas que más **influye en cómo nos sentimos a nivel físico, energético y emocional**.

Como habrás visto, este no es un libro dogmático, ni excesivamente técnico, sino más bien abierto y flexible. Mi objetivo principal no es enseñarte a comer, sino **informarte sobre los hechos que considero más importantes en la alimentación** para que **vos por tus propios**

medios puedas hacer tu aprendizaje, organizar tu cocina, preparar tus comidas y alimentarte de una forma que te haga sentir bien.

Estoy seguro de que nadie vivirá más años por comer mejor, ya que tengo la creencia de que los días que pasaremos en esta tierra están contados desde que nacemos. Pero también estoy seguro y lo he comprobado, de que lo que comés define en parte tu calidad de vida, tu salud, tus emociones y tu claridad mental.

Espero que al finalizar este libro te encuentres en **una mejor posición frente a la comida y a la cocina** que cuando lo empezaste. Que si no cocinabas nada, ahora empieces a cocinar un poco. Que si cocinabas mucho, ahora empieces a cocinar mejor. Que **te vuelvas un consumidor o una consumidora crítica**, que lee las etiquetas, que **elige con inteligencia** aquéllos alimentos que utiliza para reconstruir su cuerpo día a día y para nutrir a sus seres queridos. **Ahora tenés más herramientas y conocimientos...** Ese es todo mi aporte, mi grano de arena **para construir un mundo mejor**.

No creo en las posturas extremas. No creo que sea necesario que rechaces la comida en la casa de un amigo o en un restaurante estando de vacaciones sólo porque fue hecha con aceite industrial o un cereal sin remojar. No creo que te haga bien privarte de una pizza y cerveza en una noche de verano junto a tus amigos de toda la vida.

Pero sí observo que la mayoría de las personas que se descontrolan cada fin de semana, y que durante la semana mantienen una alimentación que incluye productos industrializados, más tarde o más temprano empieza a pasarla mal con su cuerpo.

Por eso **insisto mucho en esta idea de comer siempre lo mejor que se pueda**. Podés ser vos quien invita a tus amigos y familia a casa y preparar platos increíbles con los mejores ingredientes. Te va a dar más trabajo, sí, pero en cuanto hayan probado tu comida van a querer volver, y la próxima vez les podés pedir ayuda, les podés enseñar, y de paso, recomendarles mi libro.

El mío es un aprendizaje continuo; desde que inicié mi recorrido he cambiado muchísimo de pensamientos y he adquirido información que modificó mi punto de vista... y entiendo que seguirá sucediendo. Por lo que te recomiendo que no tomes nada de este libro al pie de la letra, sino simplemente como un disparador para hacer tu propio camino. Muchas de las cosas que he escrito, pueden no ser aplicables a todas las personas o perder valor frente a nueva información en el futuro.

Gracias por haber llegado hasta acá. Ojalá y te haya servido, aunque sea un poquito.

Hasta la próxima.

Estudios citados

1. Ancestros vegetarianos:

https://mic.com/articles/170731/some-of-our-paleo-ancestors-ate-100-vegetarian-new-study-finds#.113ewUMfs

2. Deficiencias nutricionales de la dieta vegana

http://ajcn.nutrition.org/content/89/5/1627S.full

3. Hiperactividad en niños por aditivos alimentarios
http://www.southampton.ac.uk/psychology/research/impact/food_additives.page

4. Aspartame:
https://www.ncbi.nlm.nih.gov/pubmed/28187322

5. GMS y síndrome del restaurante chino

https://www.ncbi.nlm.nih.gov/pmc/articles/PMC2802046/

6. GMS y Acelsufame

https://www.ncbi.nlm.nih.gov/pubmed/24556450

7. GMS y síndrome metabólico

https://www.ncbi.nlm.nih.gov/pubmed/22681873

8. Inhibición de hierro y zinc por fitatos

https://www.ncbi.nlm.nih.gov/pubmed/12498628

https://www.ncbi.nlm.nih.gov/pmc/articles/PMC 2714392/

9. Funciones benéficas del ácido fítico

https://www.ncbi.nlm.nih.gov/pubmed/11198165

10. El colesterol de los huevos en poblaciones sanas:

https://www.ncbi.nlm.nih.gov/pubmed/16340654

11. Consumo de huevos y saludcardiometabólica en personas con diabetes:

https://www.ncbi.nlm.nih.gov/pmc/articles/PMC 4586539/

12. Perfil lipídico comiendo huevos

https://www.ncbi.nlm.nih.gov/pubmed/8120521

13. Tres huevos por día:

https://www.ncbi.nlm.nih.gov/pubmed/23021013

14. Razones celiaquía

http://www.the-scientist.com/?articles.view/articleNo/49467/title/The-Celiac-Surge/

15. Incapacidad de recuperación de la pared intestinal de pacientes celíacos aún con una dieta sin gluten

https://www.ncbi.nlm.nih.gov/pubmed/19302264

https://www.ncbi.nlm.nih.gov/pubmed/20145607

16. Falta de vitaminas en pacientes celíacos con dieta sin gluten

http://www.helpmychronicpain.com/hs-fs/hub/67234/file-15218693-pdf/docs/vitamin-deficiency-in-celiac-disease.pdf

17. Tolerancia de pacientes celíacos al pan de masa madre

https://www.ncbi.nlm.nih.gov/pmc/articles/PMC348803/

18. Cáncer de mama y anticonceptivos

https://www.ncbi.nlm.nih.gov/pubmed/29211679

19 Vista y anticonceptivos

https://www.ncbi.nlm.nih.gov/pubmed/29062782

20. El ghee y la memoria

https://www.ncbi.nlm.nih.gov/pubmed/27790463

21. El ghee y la epilepsia

https://www.ncbi.nlm.nih.gov/pubmed/15261966

22. Importancia de la proteína en la salud ósea

https://pubmed.ncbi.nlm.nih.gov/16373952/

23. Actuación sinérgica de la proteína con el calcio

https://pubmed.ncbi.nlm.nih.gov/21102327/

24. Aumento de ingesta protéica en ancianos

https://agsjournals.onlinelibrary.wiley.com/doi/full/10.1111/j.1532-5415.2009.02285.x

25. Mayores cantidades de proteína param ejor salud:

https://pubmed.ncbi.nlm.nih.gov/22150425/
proteína en atletas 1,3 a 1,8gr/kg

https://www.ncbi.nlm.nih.gov/pmc/articles/PMC 4942872/ embarazo 1,1 a 1,5

https://www.nap.edu/read/10490/chapter/12#65 9 ídem

https://pubmed.ncbi.nlm.nih.gov/16886097/

26. Por qué dejamos de producir vitamina C

https://pubmed.ncbi.nlm.nih.gov/34022554/

https://www.sciencedaily.com/releases/2008/03/080320120726.htm

27. Yema de huevo en bebés.

https://pubmed.ncbi.nlm.nih.gov/28588101/